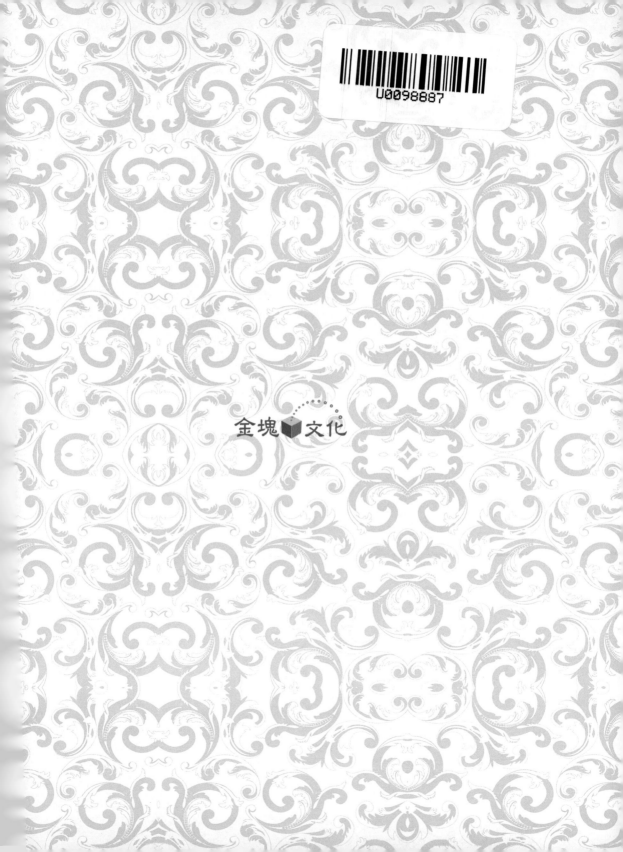

金塊 文化

金塊 文化

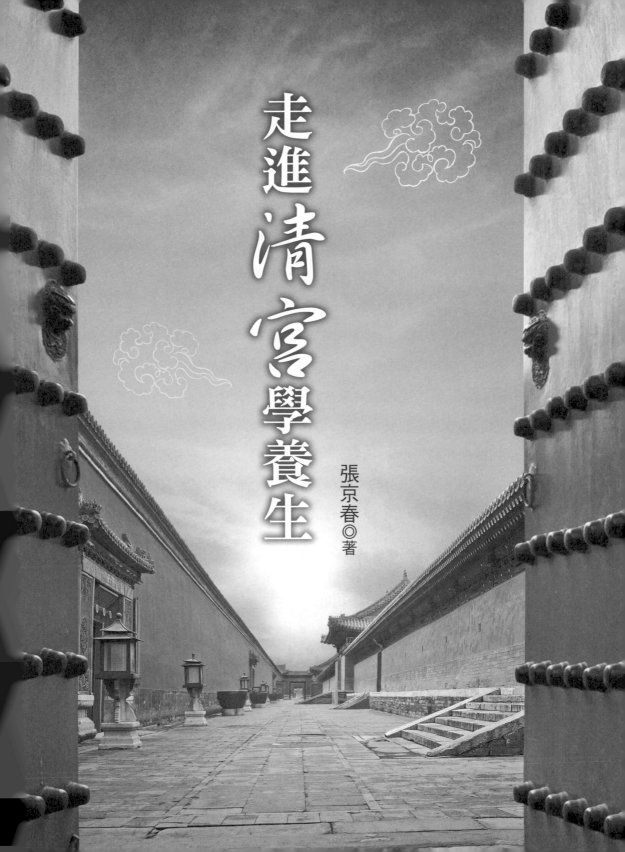

走進清宮學養生

張京春◎著

前言

　　清代宮廷醫療經驗來源於對醫療品質要求極高的帝后嬪妃，積聚了不只是宮廷自己培養的御醫，還包含從各地徵召的國醫聖手的中醫藥精英的集體智慧，可以說引領了有清以來中醫藥學的發展方向，始終代表著當時最高的醫學水準。

　　圍繞清宮原始醫藥檔案的研究，陳可冀老師等前輩們已經出版了系列專業著作。筆者集數十年中西醫的醫學臨床背景和所主持的「基於原始醫藥檔案的清宮醫派研究」、「清宮醫案方藥與病證的關聯性研究」等國家及省部級課題研究成果，首次將清宮醫療經驗與現代中西醫診療知識結合在一起，用通俗易懂的語言，普及健康人群的養生保健知識及心血管和其他常見病、多發病的日常調理知識，特別將清代著名的長壽皇帝乾隆及慈禧太后的養生經驗介紹給大家，使深藏於宮闈的清代宮廷醫療經驗惠及一般民眾，真正使得「舊時王謝堂前燕，飛入尋常百姓家」。

　　作者曾受邀前往美國就傳播宮廷醫學進行國際交流；圍繞以清宮醫案為主的宮廷醫學，相繼在新華網、國內外核心期刊、SCI收錄雜誌及《中國中醫藥報》等發表了十餘篇文章，內容涉及筆者結合清代宮廷醫療經驗調治頭暈、心慌、胸痺（胸悶、胸痛）、脾胃病、婦科痛經的實踐體會，乾隆皇帝和慈禧太后養生

方法、清宮代茶飲調理和宮廷膏方滋補。

　　筆者願意將上述內容結合自己多年研究清代宮廷醫藥檔案的工作基礎，彙集成書。相信通過本書的出版，將使寶貴的清宮醫療經驗得以更為廣泛的流傳，在提高醫者療效、滿足廣大讀者保健養生需求方面起到積極的作用。

目錄

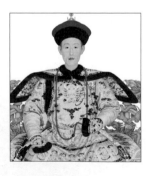
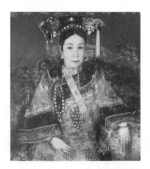

第四章 清宮調養話膏滋 96

第二篇 疾病調理篇

第六章 胸痹 142

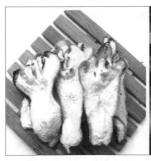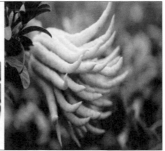

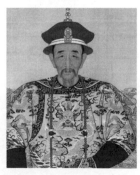

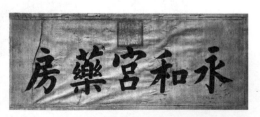

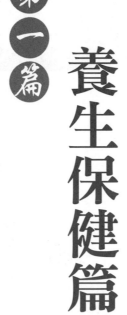

第一篇 養生保健篇

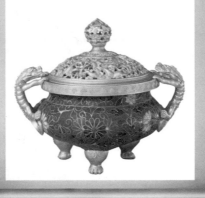

第一章

古稀天子養生有術

乾隆皇帝自稱「古稀天子」，享年89歲，壽終正寢。英國使臣馬戛爾尼在其日記中曾經這樣寫道：乾隆五十八年七月入覲於避暑山莊時，「觀其風神，年雖八十三歲，望之如六十許人，精神矍鑠，可以凌駕少年，飲食之際，次序規則，極其嚴肅，殊甚驚異。」意在表明當時的乾隆皇帝雖已有83歲的高齡，舉手投足間卻比少年還要精神飽滿，飲食作息十分規律。

如此高壽的皇帝自然會有他的養生秘笈，其中吐納

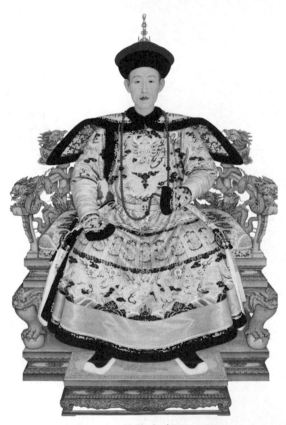

乾隆皇帝

肺腑、活動筋骨、十常四勿等即包含在他的日常生活起居中，而為至高無上的乾隆皇帝所享用的進補醫方，我們亦可探尋其中的奧秘，遵循其中的法度，簡化後用於現代人的日常養生調理。那麼本章我們就一起翻開三百多年前的清宮醫案，探尋這位號稱「十全老人」的史上壽命最長皇帝的養生之道。

清宮醫案

嘉慶四年正月初一日卯初一刻脈案載：「皇上聖脈安和，惟氣弱脾虛，議用參蓮飲。人參一錢五分，建蓮三錢，老米（炒）一錢，水煎。」於當年正月初三日辰時駕崩。

上述醫案是乾隆皇帝臨終前三天的醫案，從醫案中的「聖脈安和」可以推測他應該是無疾而終。參蓮飲是清宮中很常用的一個方劑，對於脾腎虛弱、氣血兩虧而致的食少泄瀉、心悸失眠、遺精滑精等症有效。醫案中還記載了御醫亦曾將生脈飲和參蓮飲交替使用的情況。其中的生脈飲還見於王公大臣及后妃臨終之時使用，由人參、麥冬、五味子組成，常用於氣陰兩虛患者，症見肢體倦怠、氣短懶言、自汗、口乾口渴、睡臥不寧、脈微細弱等，現代臨床中常根據組方中所選人參種類的不同，用於治療急危重症、普通患者或亞健康人群，屬氣陰不足證者尤為適合。

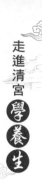

一、乾隆皇帝養生秘訣

　　乾隆皇帝得以高壽，必有一套自己的養生方法，他曾談到自己的養生秘訣，有四個方面：吐納肺腑、活動筋骨、十常四勿、適時進補。

1. 吐納肺腑──乾隆皇喜歡在清新空氣下的腹式呼吸

　　乾隆皇無論處理政事到多晚，第二天黎明必起，在皇室園林下閉目凝神，吐氣納新一個多時辰（2小時左右）。

　　如今霧霾常常光顧，呼吸新鮮空氣變成一件奢侈的事情，而吐納肺腑卻是日常養生中不可缺少的重要環節。吐納即呼吸，吐納肺腑是指每天黎明即起，到空氣清新的地方，慢慢吸入新鮮空氣並呼出體內渾濁的氣體。

　　我們認為呼吸頻率的快慢也是一個影響壽命的因素，在一定範圍內，呼吸頻率越慢，壽命越長。

　　《黃帝內經》中有一個觀點，根據「五十營」的頻率來調節呼吸節奏。所謂「五十營」簡單來講是指經脈之氣在人體內按一定規律運行，一晝一夜間循行全身五十周。也就是說要放慢呼吸，如果按五十營的頻率，經換算相當於一呼一吸是6.4秒，雖說我們不能做到如此精確，但也要儘量達到在4~6秒之間。有人曾提出，呼吸節奏減慢，可以調節新陳代謝、減輕心臟負荷、平衡能量消耗，更能調節全身氣機，有助於身心健康。

中醫講肺「主氣司呼吸」，是體內外氣體交換的場所，通過肺的呼吸作用，不斷吸進清氣，排除濁氣，實現機體與外界環境之間的氣體交換，以維持人體的正常生命活動。

吐納肺腑相當於現在的腹式呼吸。選擇一個空氣清新的地方，可以在山林、公園、湖邊或者田野，若在室內則可以打開窗戶。坐、臥、立幾種姿勢可以任意選擇，放鬆全身。呼氣時，最大限度地向內收縮腹部，充分將氣體排空；吸氣時，最大限度地向外擴張腹部，直至不能再吸入空氣為止，胸部要保持不動，如此循環往復。要保持每一次的呼吸節奏一致，每做完一呼或者一吸可以閉氣調息3~5秒。

2. 活動筋骨——乾隆沿襲祖制，騎馬善射；遊歷名山大川

康熙皇帝將騎射定為祖宗家法，教誨皇家子弟要「習騎射，勿持貴縱恣」，不可因為自己是皇家子弟就驕縱懶惰，都要學習騎馬射箭，所以在他的薰陶下乾隆皇帝自幼喜歡騎射，箭術、馬術均精，曾在避暑山莊幾次皇家射箭比賽中大顯身手。有史料記載他曾在王公大臣面前展示箭法，竟能九射九中，直到他80歲高齡時還能去圍場狩獵。乾隆皇帝在一個時辰的吐納肺

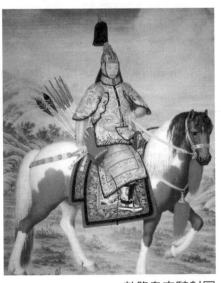

乾隆皇帝騎射圖

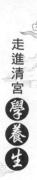

腑之後，常會進行簡單的運動，如散步、爬坡、打拳等。此外，乾隆還喜好遊歷名山大川，開拓視野，陶冶性情，強健體魄。「乾隆皇帝下江南」的故事家喻戶曉。據統計，他一生中曾六次下江南，六次上五臺山，不少名山大川、古佛界都留有他的足跡。

《黃帝內經》中講到「動以養形，靜以養神」，動靜結合才能「形與神俱，而盡終其天年」。古語說「流水不腐，戶樞不蠹」，意思是流動的水不會發臭，經常轉動的門軸不會被蟲蛀，說明經常運動的物體才不容易受侵蝕，人體亦然，只有經常運動方可強身健體，益壽延年。

傳統的運動養生學認為動靜結合才是運動的最高境界，我們平時所熟知的太極拳就遵循了這一原則，剛柔並濟、內外結合、動靜相宜，不但可以強身健骨，還可以緩解壓力、減輕焦慮、緊張的情緒，修身養性。還有很多傳統的運動如八段錦、五禽戲、易筋經等都是很好的養生保健形式。

運動不但能夠疏通經絡，促使人體氣血充盛，經脈暢通，增強人體的抗邪能力，祛病延年，還能夠促進胃腸蠕動，改善消化功能等。

現代人生活節奏較快，工作任務繁重，很多人沒有時間和精力去運動，尤其是很多上班族剛吃飽飯就投入工作或者進行休息，其實這是非常不好的習慣。俗語說「飯後百步走，活到九十九」，也是在提醒人們要注意活動。

那麼患有如高血壓、冠心病、心律失常等疾病的人是否可以運動呢？2007年11月，「運動是良醫」作為一種學術理念和健康促進項目，由美國運動醫學會和美國醫學會正式提出。「運動是良醫」鼓勵有能力的病人，在醫生的指導下做適當的運動。研究發現，運動可以

提高心肺的耐力，降低高血壓、冠心病、糖尿病等多種疾病的發病率和死亡率。平時可以選擇一些喜歡做、能長期堅持的運動，如步行、慢跑、騎自行車、游泳、原地跑、健身操等，時間最好大於15分鐘，可以在30~60分鐘之間，同時還應特別注意訓練時和訓練後的身體反應，若出現心絞痛、呼吸困難、頭痛頭暈、運動失調、紫紺、噁心等症狀時，應立即停止運動，及時就醫。同時，運動中也可能出現心律失常、心肌缺血、血壓過高或過低等情況，應在醫生的指導下量力而行、循序漸進，並做到持之以恆。

小知識

　　每項運動一般有熱身、訓練、放鬆及伸展四個組成部分，熱身要做到至少5~10分鐘中等強度增強肌肉的活動，隨後進行20~60分鐘的有氧運動，抗阻力練習、神經肌肉運動中每個系列至少連續做10分鐘。放鬆要做到至少5~10分鐘低-中等強度增強肌肉的活動，在熱身和放鬆階段後至少做10分鐘的伸展運動。抗阻力練習的頻率要保證在每週至少不相連的兩天。抗阻力練習最常見的就是舉重。每週2~3天還要有一定的柔韌性訓練，可以優化四肢運動，改進從軀幹到四肢肌肉的力量和柔韌度。

　　休息前做足8~12次的耐力重複活動，這樣可以減少關節炎帶來的疼痛和無力、恢復平衡防止摔倒、增強骨質、保持體重、促進心理健康和減少焦慮、壓抑情緒、改善睡眠、增強心肌功能等。

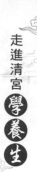

3. 十常四勿——古稀天子日常按摩術及生活中的節制

> 十常：齒常叩、津常咽、耳常彈、鼻常揉、睛常轉、
> 　　　面常搓、髮常梳、足常摩、腹常旋、肛常提
> 四勿：食勿言、臥勿語、飲勿醉、色勿迷

■十常

　　齒常叩、耳常彈：中醫認為「齒為骨之餘」，腎「主骨生髓」，而只有腎精充足，骨髓才能生化有源，骨骼只有得到骨髓的滋養才能堅固有力，這樣牙齒才能更加堅固；腎還「開竅於耳……腎和則耳能聞五音矣」，腎氣充足，則耳的聽覺功能靈敏。所以腎氣、腎精的充足是它們發揮正常功能的保障，同樣，促進牙齒的堅固、耳朵的靈敏也可強腎固精。現代科學認為叩齒能興奮牙體和牙周組織的神經、血管和細胞，促進牙體和牙周組織的血液循環，使牙齒得到更好的滋養而更加堅固。彈耳也同樣可以疏通耳上的經絡，促進耳朵血液循環，使耳朵的功能得到更好的發揮。

小妙方

　　叩齒方法：口唇輕閉，有節奏地叩擊上下齒，先叩兩側大牙50~60次，再叩門牙50~60次，每日2~4遍。力度要適當，略聞聲響即可。

　　彈耳方法：取坐位，將兩手掌相互搓熱後，以雙手掌心掩緊

兩耳，手指併攏順勢貼於枕部，食指疊在中指上，然後讓食指用力彈擊枕部，使耳能聽到鼓鳴的聲響。還有一種彈耳方法，雙手掌搓熱後，雙掌心分別緊貼兩側雙耳，再突然鬆開，聽到「叭」的一聲，起到震耳的作用。還可以用拇指和食指循耳輪由上向下拉，拇指在後，食指彎曲在前，根據自己的耐受力掌握適當的速度和壓力，以做完後局部有發熱感為佳。每次彈耳20~40下，可用不同的方法交替進行，每天早晚各進行1次。

津常咽：乾隆皇帝主張常咽津，用舌在口中攪動多次，使之發津，並徐徐下嚥，以此養生保健。咽津是中醫學中一個傳統的養生方法，中醫認為，「脾在液為涎」，「涎出於脾而溢於胃」，涎是唾液中較為清稀的部分，由脾精、脾氣化生並傳輸布散於全身，有幫助消化、潤澤口腔的作用。而「腎在液為唾」，唾是唾液中較為稠厚的部分，由腎精化生，有潤滑口腔、滋潤食物的作用。因兩者分別為脾精、腎精所化生，若咽而不吐，則能回滋脾腎精氣，若多唾久唾則耗氣傷精。現代醫學也證明人的唾液中有一些特殊的化學物質，它對幫助消化、中和胃酸、抗禦病毒等均有很好的效果。

小妙方

咽津方法：取坐位，自然放鬆肢體，排除雜念，寧心靜氣，閉目、合口、用舌尖抵住上齶，將口中生出的唾液緩緩嚥下，重複9次。每日早、中、晚各做咽津功1次。

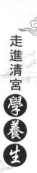

鼻常揉、睛常轉、面常搓、髮常梳、足常揉、腹常旋、肛常提：這些都是一種按摩健身的方法，按摩是中醫學的寶貴遺產之一，既可養生保健又可防病祛病。現代醫學也認為，按摩療法可以舒筋活絡，調節神經，促進血液循環，加快新陳代謝，從而增強人體的防病抗病能力。此外，中醫認為，肝「主藏血，開竅於目」，「髮為血之餘」，肺「開竅於鼻」，心「其華在面」，腎「開竅於耳及二陰」，同時腹部又藏著脾胃肝膽等很多臟器，所以說這些部位與人體的五臟六腑有著十分密切的聯繫，通過對它們的適度刺激，可以使整個機體更加和諧健康。

另外，足和耳與經絡臟腑有著密切的關係，人體的內臟或軀體發病時，往往在耳郭或者足部的相應部位會出現壓痛、變色等敏感反應，甚至可以參考這些現象來診斷疾病，如今流行的「生物全息法」「反射區療法」等都是利用這一原理。所以「耳常彈、足常揉」不但可以養生保健，還可祛病延年。

小妙方

揉鼻方法：先將雙手快速搓熱，以右手掌心捂鼻子並順時針旋轉揉摩27下，反復3遍。接著是擦鼻，雙手大魚際互相摩擦至發熱後按於鼻兩側，沿鼻跟至迎香，往返摩擦108下。

轉睛方法：口眼輕閉，運轉眼球，按先上後下、先左後右、先順時針方向後按逆時針方向輪轉15~27下，然後緊閉片刻，隨即大睜，每天可做3~5遍。

搓面方法：將雙手搓熱後，用雙手掌從鼻翼兩側開始，向上至額頭沿兩頰收回，如此為一周。每次27周，每天早晚各1次。

梳髮方法：將雙手掌置於前額，雙手十指順勢向後，然後由前額開始用手指向後梳頭髮，經後腦到頸部。早晚各做數次。

旋腹方法：先排空小便，取仰臥或坐位姿勢，全身放鬆，排除雜念，雙手搓熱，左手置於上腹部，右手置於下腹部，左手從左側腹部下行摩擦至下腹部，同時右手從右側腹部上行至上腹部，然後雙手按原路返回，如此循環往復，每次做108~270下，每天早晚可各1次。

提肛方法：全身放鬆，將雙腿併攏，做深呼吸。吸氣時，持續提收肛門5秒；呼氣時，肛門放鬆5秒。一提一鬆為一下，如此重複15下，每天2~3次。需要注意的是，肛門局部感染、痔瘡急性發炎、肛周膿腫等患者暫不宜。

摩足方法：摩足前先將雙足洗淨，取坐位，自然放鬆。然後將小腿抬起放在右側大腿上，腳心朝外，左手扶著左腳腕，用右手手掌，搓左腳腳心108下。搓完後放下左腳。再用此法搓右腳腳心108下，以兩腳心自覺有微微發熱為好。

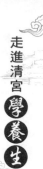
■四勿

乾隆皇帝的「四勿」其實是一種節制。

食勿言：進食時不要講話，因為說話的時候聲門會開放，食物容易通過聲門進入氣管，造成嗆咳或其他意外事故。且進食不語、專注於食物還有助於食物的消化。

臥勿語：睡覺時不要說話，因為睡前說太多話會使大腦處於興奮狀態而不利於入睡。

飲勿醉：飲酒不能喝醉，萬事皆有度，雖說酒可以舒筋活血、祛濕禦寒，但過度飲酒會導致神經麻痹，並損傷肝、胃、心等多個臟腑，害己害人。

色勿迷：不要貪色，貪迷於色、房勞過度會耗精傷腎，影響整個機體的健康。

4. 適時進補——從乾隆帝的一日早膳說起

乾隆五十四年二月二十三日早膳：

炒雞、燉酸菜熱鍋、鹿筋折（拆）鴨子熱鍋、羊西爾占、蘋果軟燴、燒狍肉、醋烹豆芽菜、肉絲炒韭菜、象棋眼小饅首、火爆豆腐包子、甑爾糕、粳米乾膳、豆腐八仙湯、銀碟小菜、銀葵花盒小菜……

宮廷中的御膳，常應時而變。據記載，這是乾隆皇帝二月二十三日的早膳，時值春季。唐代百歲醫家孫思邈就曾提到春季食養的原則

之一即是「省酸增甘，以養脾氣」，春季少吃酸味的食品，多吃甜味的食品。中醫認為，五行中，肝屬木，味為酸，脾屬土，味為甘，春季肝氣過旺，容易傷及脾臟，導致脾胃虛弱。上則乾隆帝早膳中選用了少許酸味的燉酸菜熱鍋，即所謂「省酸」，避免肝氣過旺，又選擇了蘋果軟燴、醋烹豆芽菜、豆腐八仙湯、火爆豆腐包子等多種清淡菜肴，避免加重脾胃負擔。同時這則御膳中既有偏溫性的鹿肉，又有偏寒性的鴨肉，寒溫並用；點心亦粗細搭配。綜觀這則早膳兼有穀、果、肉、菜，膳食十分豐富。

我們常說食補勝過藥補，是藥三分毒，適時進補，在疾病來臨之前通過飲食調理，「未病先防」是養生的關鍵所在。當然，這並不是說不管什麼身體情況都要以補為主，而是說要合理膳食，這樣才能保證機體得到更加全面的營養。《黃帝內經》中所說的「五穀為養，五果為助，五畜為益，五菜為充，氣味合而服之，以補益精氣」就是這個道理。

乾隆皇帝亦是如此，據說他很喜歡吃鹿肉、熊掌等野味，還喜歡食用鴨子，寒溫並用。在吃肉的同時更講究營養均衡、葷素搭配，如他喜歡吃各種豆類食物和山菜，尤其是豆腐和豆芽菜，早晚就食用一些熱湯麵、粥類等。平時也經常吃雜糧糕點，粗細搭配。

據清宮《膳食檔》記錄，乾隆皇帝對豆製食物，有著特殊的嗜好，差不多每天的膳桌上都有，而且每餐都不得重樣，他常吃的豆類菜品有很多，比如豆片湯、炒豆芽菜、紅白豆腐、廂子豆腐、雞湯豆腐、鍋塌豆腐、什錦豆腐……

豆腐，古稱「福黎」，是由中國發明、製造並傳往世界各地的，

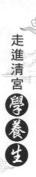

含有豐富的蛋白質，被人們譽為「植物肉」。其味甘、鹹，性寒，能寬中益氣、調和脾胃，還有清潔腸胃、清熱散血的功效，適用於多種熱性病症見口乾口渴、口中異味、腹脹等以及熱病後的調養，還可清腸胃助消化，食欲不振時可使用。現代藥理研究也發現，豆腐中含有豐富的蛋白質、鈣、鐵、鉀、鎂、鋅、葉酸、維生素B_1和B_6等營養成分，豆腐中的脂肪大多為不飽和脂肪酸且不含膽固醇，所以是很好的滋補佳品。此外，豆腐中還含有豐富的植物雌激素黃酮，是更年期患者的良好選擇。

乾隆皇帝在食用豆腐的時候還經常配合一些山珍野菜，包括蕨菜、松蘑、香菇、冬筍等。清朝時，全國各地所產的山珍都要定期進貢宮中，比如浙江冬筍、筍尖，江西的石耳、鉛山香菇，湖南的乾木耳，四川的茶菇、丁香菌，山西的五臺山台蘑等。

其中冬筍是我們現在常用的一種食材，與春筍、夏筍相比品質最佳，同時也具有重要的藥用價值。其味甘性微寒，歸胃、肺經，具有滋陰涼血、和中潤腸、解渴除煩、開胃健脾等多種功效，主治脘痞胸悶、納差、痰多、大便乾結等症。冬筍作為食材使用時，質嫩味鮮、清脆爽口，例如我們平時常見的乾煸冬筍、冬筍肉片等。現代藥理研究發現，冬筍中含有豐富的蛋白質和多種氨基酸及鐵、磷等微量元素，還富含維生素，能促進胃腸蠕動，幫助消化。它所含的多糖物質還有一定的抗癌作用。但需要注意的是，冬筍中含有草酸，與鈣結合會形成草酸鈣，所以患有結石及腎病的人不宜多食。

二、乾隆皇帝常用養生醫方

1. 龜齡集——明清帝王們用於養生延壽之經典醫方

　　乾隆皇帝除了有自己的一套養生秘訣之外，還經常服用一些養生醫方，其中有很多的藥酒方。服用藥酒進行補益增壽，是清宮醫療的一大特色。酒味辛甘，性溫，具有通血脈、禦寒氣、行藥勢的功效，與中藥同用可增加治療效果。且藥酒方治病養生，服用方便，適於久服。《漢書·食貨志》云「酒為百藥之長」。乾隆皇帝不僅喜歡酒，還喜歡自己造酒，並且寫詩吟賦以贊酒詠酒，他常飲用的藥酒方有龜齡酒、松齡太平春酒、椿齡益壽藥酒等。下面我們就簡單介紹幾種乾隆皇帝常用的養生醫方。

　　雍正八年，造龜齡集方：

　　熟地五錢　生地六錢　天門冬四錢　當歸五錢　肉蓯蓉六錢五分　川牛膝四錢　枸杞子五錢　杜仲二錢五分　補骨脂一錢　鎖陽三錢五分　青鹽三錢……

　　右將各藥如法製畢，選吉日良時，入淨室修合一處，忌雞、犬，用人乳、醋、井水、河水、燒酒煮東酒、童便各一酒盅，和勻放入銀盒內，以黃紙封口，再用鹽泥封之，然後鑄上鉛蓋，入缸內灰火內行三方養之，早寅午戌會成火局，晚申子辰會成水局，每

清代一兩相當於現代的30克，一錢相當於3克。

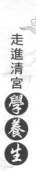

火一兩六錢，相其火候，可加三兩，以寅至戌更換，換時以水滴鉛球響為度，不可大熱溫養，至三十五日取出，入井浸七日，以去火毒，然後開視，以紫色為度，每服五厘，黃酒送下，渾身燥熱，百竅通和，丹田微暖，委陽立興。

造龜齡酒法：將前三十三味藥三料，共成粗末，用西（錫）紙包裹，外用黃絹袋乘之紮口，用燒酒三十斤、江米窩兒白酒二十斤入藥袋，於壇底以西（錫）紙、油紙、細布封壇口，用綠豆麥周圍對固，黃土鹽水和成泥封口，曬三伏天，東西南北周轉曬之，若要急用，將桑木柴煮三炷香取出，入土內埋七日，若土旺用事，下入井內浸三日取用。

乾隆皇帝不僅自己堅持服用龜齡集，而且常用來賞賜親信大臣，以示恩寵。他對龜齡集的配方十分感興趣，經常查閱秘方，親自配製。在理政之餘，他還經常向總管詢問：「御藥房的龜齡集，尚有多少在庫？」足見他對此方的重視。

龜齡集是中國傳統的益壽古方，素有「養生國寶」的美稱。以龜齡作方名，取靈龜長生不老，喻可增壽之意。《抱樸

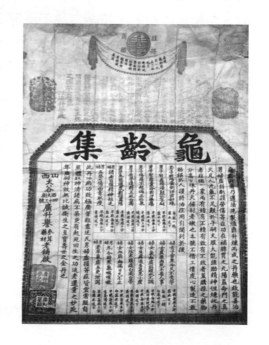

子·對俗》亦曰：「知龜之遐壽，故效其道，引以增年。」

　　其組方原則依據傳統醫學「天人合一」的觀念，採用天然動植物，包括天上飛的（蜻蜓、蠶蛾）、海裡游的（海馬）、地上跑的（鹿茸）以及人參、熟地、補骨脂、菟絲子、淫羊藿、地骨皮、肉蓯蓉、川牛膝、天冬、丁香等33味中藥組成，集東西南北中各種名貴藥材於一體，配方獨特，炮製講究，經81道工序「日曬夜露」而成。具有益腎助陽、填精益髓、大補真元的功效，可治療盜汗遺精，筋骨無力，行步艱難，頭昏眼花以及婦女氣虛血寒，赤白帶下等症狀。

　　但全方溫燥藥居多，雖配有滋陰之藥，但是熱性體質或者證候偏熱者服用之後可能會有咽乾舌燥等「上火」跡象。此外，將龜齡集諸藥製成酒劑龜齡酒，取酒性可行藥勢、通利血脈、禦寒保暖等功效。

2. 松齡太平春酒方——乾隆帝喜飲的養腎安神滋補藥酒

> 　　熟地、當歸、紅花、枸杞子、佛手、龍眼肉、松仁、茯神、陳皮……
>
> 　　近二十種藥，用玉泉酒、白酒、乾燒酒三種酒，入布袋內，煮一炷香。

　　方中熟地為補腎陰之要藥，古人云其「大補五臟真陰」，與枸杞子合用，滋補肝腎功效更佳，又可明目；當歸補血兼活血，合用紅花，可活血通經，善治婦科疾病；龍眼補養心脾，既可食補，又可入藥，在清宮中應用廣泛。與茯神同用，還可寧心安神，配伍陳皮可燥

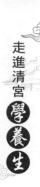

濕化痰、健運脾胃。諸藥合用，共奏養血活絡、滋補心腎之效，常用於調治關節酸軟、納食少味、腸燥便秘、睡眠不實等症狀。全方藥性平和，方中藥物多為藥食同源之品，一般人群均可使用。松為常綠之樹，松齡久長，經冬不凋，所謂「松鶴延年」，故取松齡增壽之意。

3. 椿齡益壽藥酒方——乾隆帝喜飲的養血清熱通便滋補藥酒

> 連翹二兩、側柏一兩、槐花一兩、當歸一兩、地榆一兩、陳皮一兩、條芩一兩、厚樸一兩、蒼朮一兩、松仁四兩、冰糖一斤，共合一處，盛入布袋內，用燒酒二十五斤，白酒二十五斤，將藥入酒內，蒸三炷香，埋入地內，一月後為度出用。

椿齡益壽藥酒以「椿齡」命名，也是取椿樹長壽之意，正如人們祝壽常以「椿齡」、「椿年」為類比。方中當歸為補血要藥，可治療血虛諸症。松仁更是養生佳品，有「長壽果」之稱，可潤腸通便、潤肺止咳，是慈禧太后最常食用的六大養生食物之一，《海藥本草》謂其「溫腸胃，久服輕身延年不老。」連翹、黃柏、黃芩均有清熱之效。槐花可涼血、止血，常用於治療便血、痔血，由此推測乾隆皇帝或患有痔瘡出血等老年人常見的疾患。該方集養血活血、潤腸通便、清熱止血為一體，除了具有補益的作用之外，還可治療腸燥便秘、痔瘡出血等，又有陳皮、厚樸等健脾和胃之品，對食欲不佳的人也十分有益。

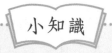
小知識

藥酒泡製知多少？

　　1.泡藥酒時一般選用50度或以上的飲用酒為佳，因為50度或以上的酒，在浸泡的過程中能在很大的程度上，殺滅中草藥材中沾附的有害微生物、寄生蟲及蟲卵，使之能在安全的條件下飲用。

　　2.所選的藥材應較為乾燥，最大程度地除去藥材中的雜質、污泥，凡已腐敗變質或黴變的動物藥均應棄之不用。另外，一切含有毒成分的礦物藥，如含汞、砷、鉻、鉛等的礦物藥均不應用來浸酒。

　　3.泡藥酒時如有動植物藥材應將其分開浸泡，服用時再混合均勻，因為動物藥材中多含有脂肪和蛋白質，需長時間浸泡。而植物藥材的浸泡時間較短，分開浸泡便於掌握時間。

　　4.藥與酒的比例一般以酒的量為藥容量的三倍為佳。

　　5.藥酒浸泡的時間不必過分拘泥，一般浸泡一到兩個月即可。泡酒的容器宜用玻璃瓶或陶瓷器具，不要用塑膠或金屬容器，以免從中浸泡出有毒物質或產生毒性化學反應。

　　6.浸泡期間從開始的第一周算起，要每日晃動或攪拌一次，待一周以後可改為每週振動或攪拌一次。浸泡好以後即可過濾飲用。所剩藥渣仍可再加原泡酒量的一半進行再次浸泡，以充分利用藥材。

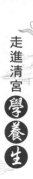

7. 在飲用時，若因藥酒辛辣味和藥味太濃，可適量加入冰糖與蜂蜜用以矯味。如果不能飲用白酒，可根據自己的愛好選用低度米酒、葡萄酒或其他果酒作為基酒進行浸泡。如遇感冒、發熱、咽痛及氣管炎等，均應停服。服用藥酒時，也應注意選用藥酒要對症，用量遵醫囑或按用量說明，不得超過劑量，更不能拿藥酒當一般酒飲。服藥酒次數一般每日早晚各一次，每次半兩左右。

日常推薦：補益強身酒

組成：當歸30克、菊花30克、桂圓肉240克、枸杞子120克、生地50克、米酒5000克。

做法：將上述藥物裝入細紗袋中，紮緊口，置於玻璃器皿中，倒入米酒，加蓋密封，放於陰涼通風處，每日搖晃數下，1個月以後開封，棄去藥渣，過濾後便可飲用。

服法：每日1~2次，每次服20~30ml。

功效主治：補益強身、養生防病。適用於血虛經虧之面色不華、頭暈目眩、心悸失眠、健忘等症。

4. 秘授固本仙方——乾隆帝服用的益腎補脾速效固本滋補膏方

> 補骨脂、白茯苓、龜板、鹿茸、枸杞子、人參、沉香、首烏、杜仲、肉蓯蓉、五加皮、沙苑蒺藜、遠志肉、金釵石斛、懷牛膝、淫羊藿、蔥子、生地、韭子、山萸肉、覆盆子、桑螵蛸、楮實子、青鹽、巴戟天、當歸身、鎖陽、益智仁……
>
> 四十餘種藥共研為細末後混勻，另取去刺及毛的金櫻子一斤，加水久煮，去渣濾汁，慢火熬膏，化入鹿角膠八兩，將藥粉放入膏中調勻，再加煉蜜適量，在石臼內搗千餘次，捏製成梧桐子大的藥丸。用時每日早晚各服三錢，溫酒送下。

　　乾隆皇帝養生服用的醫方劑型廣泛，上述多為酒劑。而秘授固本仙方為一則膏方，該方中多為強腎補益之品，故稱「固本」。中醫認為「腎為先天之本」，方中所謂固本，亦指固腎而言，先天之本若已充實，體質自可強健。秘授固本仙方具有溫腎助陽、益氣固本、健脾養胃的功效，適於年老體弱、腰膝酸軟、筋骨無力、精神萎靡、陽痿遺精、頭暈眼花的人服用。方中補益之品頗多，原清宮醫藥檔案中如是記載：「此方服至一月即可見效，其妙不得盡述。」

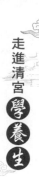

5. 八珍糕——御醫給帝后常吃的補脾固腎調胃糕

> 光緒六年九月十三日，李德立擬：八珍糕
>
> 茯苓、蓮子（去心）、芡實、扁豆、薏苡仁、藕粉各二兩，白朮、山藥各五兩
>
> 共研極細麵，加白糖，分兩酌量，兌之為糕。

　　八珍糕又稱八仙糕，創製於明代，其方首見於陳實功《外科正宗》，系陳氏之家傳秘方。具有補脾固腎的功效，適用於腹痛腹瀉、納差、食少體倦、遺精等症。清代乾隆年間，太醫院御醫將陳氏八仙糕增減藥味，調整分量，製成宮廷特有的糕劑，呈送皇帝服用，得到乾隆的讚賞。據清宮脈案及《用藥底簿》記載：「乾隆四十一年二月十九日起，至八月十四日，皇上用八珍糕四次」，「乾隆五十二年十二月初九日起，至五十三年十二月初三日，皇上用八珍糕九次」。並且還記載「乾隆皇帝一直到八十餘歲，尤常服之」。此外，慈禧太后因經常有脾胃不和的毛病也常服用此糕。

　　清宮配方文檔上評價說：「八仙糕不寒不熱，平和溫補之方，扶養脾胃為主，屢有奇效。」現代研究亦證實，八仙糕的提取物可以增強心肌收縮機能，增強免疫活性，提高機體的抗病能力，還能調整高級神經系統的活動，改善睡眠可調理情緒。

6. 平安丸──清宮日常調理脾胃最常用的藥丸

光緒十年五月初九日，李德昌擬：平安丸

檀香、落水沉香、木香、丁香、白蔻仁、肉蔻仁、紅蔻、草蔻、陳皮、炙厚樸、蒼朮（土炒）甘草、神曲、炒麥芽、山楂炒焦各二兩

共研極細麵，蜜丸，重二錢。

丸、散、膏、丹等各種中藥劑型之所長都在清宮養生中得到充分體現，其中丸劑以其便於貯存、服用等優勢，成為清宮養生劑型中的重要組成部分，平安丸就是眾多丸劑中的一個，長於治療脾胃病。中醫認為「脾胃為後天之本」，由脾胃運化的水穀精微，可以化生和充實精氣血津液，傳輸布散到身體的各個部位而使生命活動得以繼續。在雍正、乾隆年間，平安丸常作為恩典，用來賞賜高官重臣。慈禧太后因長期患有脾胃疾患，太醫也曾為她擬平安丹方。

本方中包含了消食化積的焦三仙、行氣悅脾的四香、除濕醒脾的四蔻、運脾和胃的平胃散，功能健脾和胃、理氣止嘔，可以治療肝脾不和、肝氣犯胃引起的胃痛、脅痛、脘腹脹滿、泛酸、呃逆等症狀。正如《清太醫院配方》中所評：「此藥不寒不熱，藥溫平不損元氣，久服健脾胃，和營衛，理肝脾之聖藥也。」

除上述介紹的長壽醫方之外，乾隆皇帝還經常服用一些茶飲方。他對茶的喜愛近乎狂熱，曾多次在宮廷設茶宴，親點能詩擅文的大臣，演戲品茗，並賦詩聯句。民間還流傳著許多他和茶飲的佳話。乾

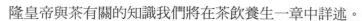

隆皇帝與茶有關的知識我們將在茶飲養生一章中詳述。

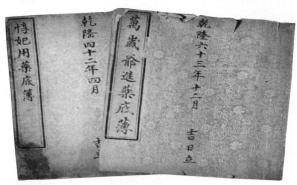

宮廷用藥底簿

歷史軼事

多才多藝乾隆帝

　　乾隆皇帝在堅持自己的養生秘訣和服用各種養生祛病醫方的同時，還十分注重修身養性，如我們上文中提到的遊歷名山大川。此外，他還善讀詩書、喜好書法，琴棋書畫樣樣精通，是古代帝王中少有的多才多藝的統治者。據說他一生所作的文章達1300餘篇，寫詩4萬餘首，其書法圓潤遒勁，所到之處，常御筆題詠。他還精通滿、蒙、維、藏、漢五種文字。這些愛好對於健腦、強身、養性都是大有裨益的。不僅如此，據記載乾隆皇帝每天大約六時起床，洗漱後用早膳，上午處理政務，和大臣們議事，午後遊覽休息，晚飯後看書習字，作文賦詩，然後就寢，其起居飲食非常有規律。

第二章

慈禧太后駐顏有方

慈禧太后享年73歲（1835年~1908年），堪稱是一位養生達人。從歷史遺留的繪畫和老照片看，她的形象都是面色潤澤，儀容端莊，美國畫家卡爾小姐曾這樣描述她給慈禧畫像的經歷：「當時，慈禧雖然已經70歲，但是看起來就像30多歲的貴夫人似的。」身邊的女官德齡公主也在所著的《御香縹緲錄》中提到：慈禧在60歲時，「肌膚白嫩光滑如同少女一般，細膩光潤，嫣然一笑，姿態橫生，令人自然欣悅。」可見慈禧太后雖年近花甲，但仍然皮膚光滑、身姿綽約，於

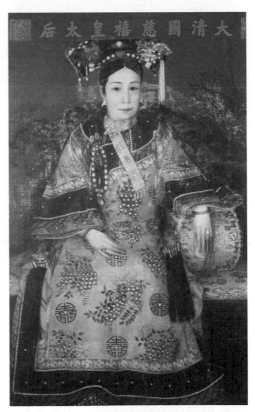

慈禧太后

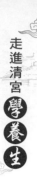
是後世開始好奇這位清朝帝后的神秘養生駐顏術。慈禧太后在頤和園十八年的起居宴樂、祝壽慶典、治國理政中留下數萬件文物，其中很多是慈禧授意或專門為她個人定做的，從中反映出其審美素養、性情喜好、養生保健等諸多印記。而她的養生方法其實就滲透在日常起居之吃、穿、住、用、行之中，普通百姓亦可得而學之，所以本章我們就跟隨慈禧太后的足跡，探討一下這位養生達人是怎樣內調外養的。

一、慈禧的膳食講究就在你我身邊

慈禧太后注重養生，飲食上十分講究，根據金梁《清宮史略·經費》中對皇太后日用所作的記載，可以發現慈禧太后每天的膳食裡都有蜂蜜、核桃仁、松仁、枸杞、曬乾棗、香油等中國傳統的延年益壽食物，其實這些都是我們日常生活中十分常見的。又比如牛奶，慈禧太后亦常用，它是我們身邊最常見的營養食品之一。

1. 太后除百病、和百藥、製膏方——蜂蜜

慈禧太后經常服用的菊花延齡膏，就是由單味菊花加入蜂蜜而製成的。蜂蜜可以入藥、調味，丸劑中也大多使用蜂蜜來「煉蜜為丸」，還有膏滋方中也常常使用蜂蜜作為輔料。《神農本草經》中把蜂蜜列為「上品」（《神農本草經》按藥物的有毒無毒、養生延年與

祛邪治病的不同分為上、中、下三品，其中上品延年益壽，基本無毒，可長期服用），指出蜂蜜有「除百病、和百藥」的作用，且「多服久服不傷人」。

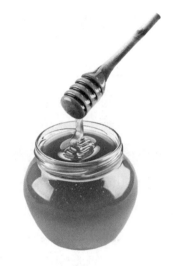

中國從古代就開始人工養蜂採蜜，如今市面上也有各種蜂蜜出售，尤其是很多女性不僅口服，還經常用它來敷面以美容養顏，被譽為「大自然中最完美的營養食品」。蜂蜜不僅在中國使用廣泛，在國外也是備受歡迎。古希臘人把蜜看做是「天賜的禮物」，據記載，希臘古代思想家希波克拉底經常服用蜂蜜，活到107歲；古代希臘抒情詩人阿那克里昂，平生愛食蜂蜜和蜜酒，壽至115歲。

蜂蜜甘平無毒，歸肺、脾、大腸經，具有補中、潤燥、止痛、解毒的功效，可治療脾氣虛弱，脘腹攣急疼痛；能補益肺氣，又能潤肺止咳，亦治療虛勞咳嗽日久、咽燥痰少而粘或乾咳無痰等症狀；它還有潤腸通便的功效，治療腸燥便秘，單用有效。

藥理研究證明，蜂蜜是由單糖類的葡萄糖和果糖構成的，可以被人體直接吸收，而不需要酶的分解，所以對消化功能不好的人尤其是老年人具有良好的效果，被稱為「老人的牛奶」。蜂蜜中還含有多種蛋白質、酶類、維生素B_1、維生素B_6、維生素H、維生素K、維生素C等，可以調整體內的酸鹼平衡。蜂蜜容易結晶，但是結晶後蜂蜜的營養價值不會降低，可以把蜂蜜連同盛器一起在熱水中浸泡，但要注意水溫必須低於50℃。因為溫度過高會使蜂蜜中的酶失活，維生素損失。

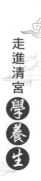

2. 太后說自己不顯老，它的保健功勞不可沒，補腎益智──核桃

慈禧太后日常生活中經常用到核桃仁。據記載，她的茶房、臥室、書房，都要擺上最好的山核桃仁，以供她隨時享用。她還經常用鐵砂輪磨平以後的山核桃殼做足部按摩。傳說，慈禧太后70多歲時，頭髮還烏黑光澤，容顏白皙，她曾對身邊的太醫說過，「我這麼大年紀，頭髮黑，眼睛亮，皮膚好，身體健，山核桃保健功勞不可沒！」

核桃仁又名胡桃仁、胡桃肉，屬傳統補益類食品。其性溫，味甘，歸腎、肺、大腸經，功能補腎固精、溫肺定喘、潤燥滑腸。常與杜仲、補骨脂同用治療腰膝酸軟、頭暈耳鳴、排尿不暢等症；又因其長於補肺腎、定喘咳，可治療肺腎不足、腎不納氣的喘促短氣、動則喘甚、呼多吸少等；核桃仁單獨服用亦可治療腸燥便秘症狀。《神農本草經》將核桃仁列為「久服輕身益氣、延年益壽」的上品。李時珍在《本草綱目》中記載核桃仁可「補氣養血，潤燥化痰，益命門，處三焦，溫肺潤腸，治虛寒喘咳，腰腳重疼，心腹疝痛，血痢腸風」。

現代藥理研究證明，將核桃仁與黑芝麻研碎後混合食用，可增加皮脂分泌，改善皮膚彈性，保持皮膚細膩，延緩衰老；核桃仁含有較多的蛋白質及人體營養必需的不飽和脂肪酸，這些成分皆為腦細胞代謝的重要物質，能滋養腦細胞，對長期用腦的人十分有益；實驗證明，它還能減少腸道對膽固醇的吸收，並可溶解膽固醇，排除血管壁內的「污垢雜質」使血液淨化，從而為人體提供更好的新鮮血液。所以核桃仁還有防止動脈硬化、降低膽固醇的作用，對心血管病及高脂血症的患者有良好的效果。

小妙方

　　日常生活中有很多簡單易行的養生食用方法，比如將蜂蜜與檸檬搭配泡水：將切好的檸檬放在杯中，加一勺蜂蜜，用溫水沖調即可飲用。因檸檬較酸，可以根據自己的口味調節蜂蜜的量。兩者配合，補肺益腎，祛痰平喘。還可以用蜂蜜1000毫升、核桃肉1000克，將核桃肉搗爛，調入蜂蜜，和匀。每次服食一匙，每日2次，溫開水送服。潤腸通便、補腎固精，亦適宜於咳嗽喘憋患者。

3. 太后喜吃的宮廷糕點就常夾有長壽果——松子仁

　　慈禧太后喜愛食用的茯苓餅中經常夾有松子仁等材料。還有著名的宮廷點心松子百合酥，就是由松子、蛋黃等組成的，形似百合花，香酥適口。有利於滋潤皮膚、延緩皮膚衰老，是經典的滋補佳點。

　　松子仁性溫，味甘，歸大腸、肺經，具有潤腸通便、潤肺止咳的功效。松子仁可治療腸燥便秘、肺燥乾咳等疾病。李珣《海藥本草》謂其「主諸風，溫腸胃，久服輕身延年不老。」它不僅是美味的食物，更是食療佳品，因而有「長壽果」之稱。

　　現代藥理研究證明，松子仁營養豐富，含有蛋白質、脂肪、碳水化合物以及鈣、磷、鐵等微量元素，每日食用一定量的松子對延年益壽，強健身體，美容潤膚皆有良好的作用。松子中的磷和錳含量對大

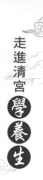

腦和神經都有很好的補益作用，是腦力勞動者的健腦佳品，對老年癡呆也有很好的預防作用。

小知識

　　松子雖好，也並非人人皆宜。脾虛、腹瀉以及多痰患者應謹慎食用松子，或在醫生指導下服用。由於松子油性較大，且屬於高熱量食品，所以，吃得太多會使體內脂肪增加，每天食用松子的量以20～30克為宜。散裝的松子也最好放在密封的容器裡，以防油脂氧化變質。存放時間長的松子也會因油脂變質而產生「油哈喇」味，不宜食用。

4. 太后明目延壽內服外用——枸杞子

　　慈禧太后經常服用的益壽膏、長春益壽丹中都有枸杞，還經常命人用枸杞煮水後放入洗澡水中沐浴時使用。早在唐代的《藥性論》中，枸杞就被認為可以「補益精，諸不足，易顏色，變白，明目……令人長壽。」

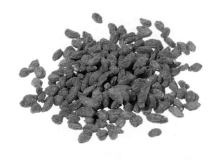

　　枸杞子為古代著名的延緩衰老藥物，民間自古以來就有自採自食的習慣。其中寧夏的枸杞品質最佳，為道地藥材。其性平，味甘，歸肝、腎經，具有滋補肝腎、益精明目的功效。可用於治療精血不足所致的視

力減退、頭暈目眩、腰膝酸痛、陽痿遺精、耳鳴耳聾、潮熱盜汗等諸多症狀，常與熟地、山茱萸、山藥、菊花等同用，如杞菊地黃丸。

現代藥理研究證明，枸杞中富含枸杞多糖、甜菜鹼以及多種氨基酸、維生素以及鈣、鐵、磷、鋅等微量元素，其中的枸杞多糖是枸杞中最主要的活性成分，具有促進免疫、抗衰老、抗腫瘤、清除自由基、抗疲勞、調節血糖和血脂、保護肝功能等多種重要作用，對糖尿病、高脂血症、肝功能異常都有一定的治療作用。

小妙方

日常生活中，我們可以選用枸杞、紅棗與菊花一起泡水飲用。選用枸杞子5~8顆、大棗2~3顆、菊花3~5朵放入杯中，加入沸水泡5~10分鐘即可，也可加入少許冰糖或待水溫降到40~50℃左右時加入蜂蜜，攪拌均勻後飲用，有明目、養血、補益肝腎的作用。

5. 滿漢全席中原來也有它，天然維生素丸──曬乾棗

據記載，某日慈禧太后吃膩了山珍海味，於是御廚們絞盡腦汁，將金絲小棗精工細作製成棗泥餅，慈禧食後，讚不絕口。而「滿漢全席」中有一道叫「棗泥酥餅」的點

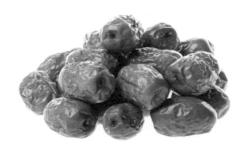

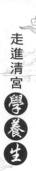
心，也是以金絲小棗為原料做成的。

　　曬乾棗即是上好的紅棗，自古以來就被列為「五果」（桃、李、梅、杏、棗）之一。俗語中也有「一日食三棗，百歲不顯老」的說法。由此可見紅棗功效之高。其性溫，味甘，歸脾、胃經，有補中益氣、養血安神、緩和藥性的功能。適用於脾胃虛弱之消瘦、倦怠乏力、便溏等症狀，又可治療心神失養的失眠、臟躁。大棗與部分藥性峻烈或有毒的藥物同用有保護胃氣、緩和其毒烈藥性的功效。

　　現代藥理研究發現，大棗最突出的特點是維生素含量高，如維生素A、B、C及維生素P等，有「天然維生素丸」的美譽。它能提高人體免疫功能，美容養顏；還富含鈣和鐵，對防治骨質疏鬆、產後貧血有重要作用。人在更年期階段經常會骨質疏鬆，或者正在生長發育的青少年以及產後婦女容易發生貧血，大棗都是理想選擇；亦有人發現大棗中所含的蘆丁，是一種可以使血管軟化、降低血壓的物質，對高血壓有一定的防治功效。

小妙方

　　日常生活中紅棗的應用很方便，如紅棗木耳羹，製作簡單，食用方便。取紅棗10枚沖洗乾淨，用清水浸泡約兩小時後撈出，剔去棗核；黑木耳15克用清水泡發，摘洗乾淨。把紅棗、黑木耳放入湯碗中加入適量清水和冰糖，上籠蒸約一小時即成。每日早、晚餐後各服1次，可以補虛養血。

6. 不只是做菜調味，宮廷中還用之補血潤腸——香油

宮廷中香油的應用更是廣泛，不但日常做膳食時應用頻繁，御醫在製作膏方時最後也大多「以香油煉枯」。我們平常在各種炒菜、蒸菜、湯菜中，菜出鍋之前也多用香油調味，不但可以增加香味還能起到開胃、增進食欲的作用。例如我們常吃的香油拌菠菜，這裡的香油不僅能增添菠菜鮮香滑嫩的風味，還可增加菠菜的潤腸效果。

香油又稱芝麻油，是從芝麻中提煉出來的，是大家十分熟悉的一種食品，常在烹調時作為調味品使用。其性平無毒，味甘，中醫認為具有補血、潤腸、生津、通乳、養髮等功效。適用於身體虛弱、頭髮早白、貧血、面色萎黃、大便燥結、頭暈耳鳴等症狀。

現代藥理研究證明，香油中含豐富的維生素E以及鈣、鐵等微量元素，有增加免疫、補充營養、延緩衰老的功能；懷孕和哺乳期的女性多吃香油可幫助補充身體所流失的營養，提高抵抗力；中老年人久用香油，可以預防脫髮和過早出現白髮；香油中含有的亞油酸等不飽和脂肪酸，可以促進膽固醇的代謝，並有助於消除血管壁上的沉積物，減少體內脂質的積聚，在一定程度上有降脂的效果。

7. 老佛爺也喜歡喝它，補虛美容——牛奶

慈禧太后還有一個習慣，就是每天都會喝一點牛奶。據說她能夠保持容顏不老的還有一個妙品，那就是人的乳汁。她認為人乳是不可多得的健康美容良藥，所以每天都要喝大半碗。當然，現代用之已不

現實。

牛奶，含有豐富的礦物質，是人體鈣的最佳來源，被稱為「白色的血液」。中醫認為，牛奶性平，微寒，味甘，入心、肺、胃經，具有補虛損、益肺胃、生津潤腸之功。可用於久病體虛、氣血不足、便秘等症。

現代藥理研究還證明，牛奶中的鉀可使動脈血管在高壓時保持穩定，減少中風風險；牛奶中的鈣能強壯骨骼和牙齒，減少骨質疏鬆的發生；牛奶中含有的鈣、維生素、乳鐵蛋白和共軛亞油酸等多種抗癌因數，有抗癌、防癌的作用。牛奶中還富含維生素A，可以防止皮膚乾燥及暗沉，使皮膚白皙，有光澤。可見牛奶的確是健身美容的佳品。

慈禧用膳時，一般是用眼看哪樣菜品，太監就把那道菜品送到她眼前吃上一兩口。膳桌上的菜雖然很多，但往往她只是各樣吃一點，餘下的則賞給皇后、貴妃或宮內其他人。而且她的膳食粗細搭配，她聽說玉米粥、茯苓餅有益於身體健康，便對它們產生了好感，並常食不厭。她在避亂期間偶然嘗到了民間的窩窩頭，於是後來對窩頭產生濃厚的興趣。只不過她回宮後吃的是粟子麵窩頭，更為精緻。由此可見，慈禧太后的飲食粗細搭配，營養均衡，雖然豐盛，但十分節制。這也是我們現代養生應該注意的。

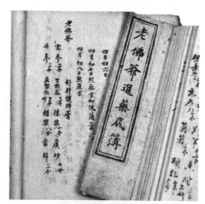

慈禧用藥記錄

二、從慈禧的月經病看女性如何疏肝調經

咸豐 年四月三十日，懿嬪調經丸：

香附（童便炙）一兩　蒼朮一兩　赤苓一兩　川芎三錢　烏藥
一兩　黃柏（酒炒）三錢　澤蘭一兩　丹皮八錢　當歸八錢
共為細末，水疊為丸，綠豆大，每服二錢，白開水空心送服。

　　本方名為調經丸，具有疏肝解鬱、調經止痛的功效。方中當歸
活血調經止痛；丹皮涼血活血，香附、川芎、澤蘭為疏肝理氣活血之
品，且香附素有「婦科聖藥」之稱，被李時珍譽為「氣病之總司，女
科之主帥」。此方尤適用於治療女性肝氣鬱滯所導致的痛經；此外，
方中蒼朮、黃柏等清熱祛濕之品，在調經的同時還可治療濕熱帶下等
症。這是御醫在治療慈禧太后痛經時常用的一則方劑。慈禧太后從入
宮時人微言輕的蘭貴人，發展到後來位高權重的皇太后，這一過程不
可能一帆風順，難免鬱結傷肝，肝鬱氣滯，氣滯則血行不暢，不通則
痛，形成痛經。

　　中醫認為「女子以肝為先天」，女性一生中幾個重要的生理時
期都容易受到肝臟的影響。肝「主藏血」，而女性在月經、懷孕、妊
娠、哺乳一直到最後的衰老都和血有關，且具有「週期性」耗血的特
點，若肝鬱氣滯，會導致血行不暢，則肝藏血的功能就無法正常發
揮，於是身體就會出現諸多不適。

　　常見的肝鬱氣滯的表現有胸脅脹痛、乳房及小腹脹痛，以及隨

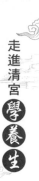

之產生的月經不調、痛經等。此外，有的人還表現為喉嚨有異物感且「咽之不下，吐之不出」，中醫稱之為「梅核氣」。像慈禧太后當年，還總是有頭暈頭痛的表現。所以慈禧太后平常十分喜歡用玫瑰花，泡水飲用、沐浴或者經加工後食用，使用方法非常廣泛。玫瑰花作為理氣解鬱的聖藥，有疏肝解鬱、活血止痛的功效。在慈禧太后疏肝解鬱、養顏美容上發揮了非常大的作用。玫瑰花的具體內容我們將在「心慌」一章中詳細論述。

月經在女性的一生中發揮著至關重要的作用，女子大多在13~14歲左右月經來潮，每月一次，49歲左右絕經。停經實際就是卵巢萎縮以及功能衰退造成的。絕經後因體內激素的變化，女性會逐漸衰老，無論是皮膚、臟腑功能，甚至是精神狀態都會發生巨大變化。所以調理月經，對於養生保健、養顏駐容有非常重要的作用。清宮之中慈禧太后除了常服調經丸外，亦常服用通經甘露丸、烏金丸等以調理月經。

■通經甘露丸

當歸八兩、丹皮四兩、枳殼二兩、陳皮二兩、靈脂三兩、砂仁二兩、熟地四兩、生地四兩、炙延胡索四兩、熟軍八兩、赤芍三兩、青皮三兩、炙香附一斤半、炮薑二錢、桂心二兩、三棱八兩、莪朮八兩、甘草二兩、藏紅花二兩、醋三斤，煮蘇木四兩取汁，泛為小丸。

方中當歸功可補血，香附、陳皮、青皮、枳殼均為理氣之品，「蓋氣者，血之帥也，氣行則血行」，故治療婦科疾病時常加用理氣

之品；熟軍（即大黃）、紅花、延胡索、靈脂為活血化瘀通經之品，可化散瘀血；三棱、莪朮功可破血，化瘀之力更甚；桂心、炮薑能溫通血脈，對痛經伴四肢不溫，下腹冷痛，得溫痛減患者有益。配伍丹皮、赤芍可涼血潤燥，可見全方寒溫並用。因此，此方能夠活血化瘀理氣、逐瘀生新，主婦人月經不通，或癥瘕痞塊、少腹脹痛、骨蒸勞熱等病狀。

■烏金丸

光緒　年五月二十日，由《良方集成》抄下來烏金丸：

台烏、熟大黃、人參、莪朮、三棱、赤芍、黃芩、延胡索、丹皮、阿膠、蒲黃、香附、烏豆皮、生地（忌鐵器）、川芎各三兩，寄奴、蘄艾、白扁豆各二兩

以上用蘇木水炙。

右味，共為細末，煉蜜為丸，每丸重一錢，蠟皮封固。

烏金丸為驗方，治婦人七情抑鬱，氣滯食減、口苦咽燥、五心煩熱、面黃肌瘦、胸脅刺痛、崩漏帶下等症。方中阿膠乃由驢皮加工而成，為「血肉有情之品」，功可補血滋陰。川芎既可活血，又可行氣，《本草匯言》謂其「上行頭目，中開鬱結，下調經水」，為「血中氣藥」，可治療肝鬱氣滯導致的頭痛、月經不調等。三棱、莪朮化瘀力甚，蒲黃化瘀止血，配伍延胡索、香附等疏肝理氣之品，取「氣行則血行」之意以行氣活血。配伍酒大黃、赤芍、丹皮等品又可清熱涼血。人參補氣力強，所謂「有形之血不能速生，無形之氣所當急

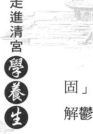

固」，氣旺則血生，體虛乏力時亦常配伍使用。諸藥合用，共奏理氣解鬱、養血調經之效。

　　臨床上我們常用來調經的中藥主要有桃仁、紅花、益母草、丹參、月季花等。其中，月季花在我們日常生活中較為常見，我們常用來疏肝調經，它有疏肝理氣、活血化瘀的功效，可以治療經行不暢、小腹疼痛等。可選用月季花2~5枚、白米100克、紅糖30克加水煮粥或與之泡茶飲用。

小知識

　　女性由於特殊的生理特性，以血為本，只有血足，才能使皮膚紅潤，面有光澤。若不善於養血，就會出現面色發黃、唇甲發白、髮枯、頭暈、眼花、乏力、氣急等血虛症。平時可以多吃一些紅棗、桑椹、龍眼肉等補血上品。此外，情志不暢是導致肝鬱氣結、血虛血瘀、月經不調的重要因素，所以在平時要注意調整情緒，勞逸結合，才能身心健康。

三、慈禧太后的內服保健醫方

慈禧太后不僅在身體不適時服用藥物，平時也常服用一些延年益壽的醫方或膏滋以強身健體、袪病延年。

1. 兼顧五臟氣血陰陽的太后滋補方——長春益壽丹

光緒六年二月初五日，進長春益壽丹方：

天冬（去心）、麥冬（去心）、大熟地（不見鐵）、山藥、牛膝、大生地（不見鐵）、杜仲、山萸、雲苓、人參、木香、柏子仁（去油）、五味子、巴戟以上各二兩，川椒（炒）、澤瀉、石菖蒲、遠志以上各一兩，菟絲子、肉蓯蓉以上各四兩，枸杞子、覆盆子、地骨皮以上各一兩五錢

以上共為極細麵，蜜丸桐子大，初服五十丸，一月後加至六十丸，百日後可服八十九便有功效，每早空心以淡鹽湯送下。

在原始的清宮醫案中，御醫在記述這則醫案時並沒有提到某病某症，當時是光緒六年，也就是慈禧46歲左右，並且從方子的組成中可以看到該方的補益範圍涉及五臟，並兼顧先後天，且陰陽雙補，所以應是為了保養健身而設，可治療虛損日久之神衰力弱、腰酸體倦等症。久服還可以養髮烏髮。據說當今的定坤丹也是慈禧曾服的兼顧氣血雙補、理氣活血調經的保健醫方。

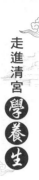

2. 太后經常脾胃不好又頭暈服什麼──五芝地仙金髓丹

> 光緒　年　月　日　五芝地仙金髓丹：
>
> 人參二兩、生於朮二兩、雲苓三兩、甘菊二兩、枸杞二兩、大
> 生地六兩、麥冬三兩、陳皮二兩、葛根二兩、蔓荊子二兩、神
> 曲三兩
>
> 共為細麵，蜜丸如綠豆大，每服三錢，白開水送服。

　　本方取「四君子湯」、「三才湯」、「異功散」、「增液湯」
等方劑加減變化而成。方中人參補益元氣，枸杞子、地黃滋補腎陰，
麥冬養陰潤肺，雲苓即茯苓，可健脾寧心，生於朮即生白朮，可健脾
益氣，以上藥物均以補益為主，尤適用於脾胃功能欠佳，症見食欲
不振、大便稀溏、體虛乏力、口渴咽乾的患者。配以陳皮理氣燥濕化
痰、神曲健脾和胃消食，使得全方補而不滯，符合丸散劑可長期服用
的特點。方中又配伍葛根、蔓荊子、甘菊疏風散熱、清利頭目，若伴
有頭暈症狀者亦可食用。

3. 太后也用藥酒抗老駐顏──玉容保春酒

> 西洋參、枸杞子、黃精、當歸、合歡皮、佛手、大麴、酒各適量
> 上述藥物，按傳統工藝，經自然陳化，精心勾兌而成。

　　此酒是慈禧太后喜愛的抗老增年、美容玉面之佳釀，其中的西洋

參、黃精益氣健脾，枸杞子、當歸養血滋陰，兩組藥物同用，共奏氣血雙補之效。佐以合歡皮、佛手，既能疏肝解鬱、安神和胃，又可防止上述補氣養血藥之壅滯。諸藥合用，氣血雙補，肝腎同調，有抗老駐顏、保容潤膚的良好效果。

4. 御醫擅用膏方給太后調理身體──扶元益陰膏

光緒 年七月十九日，老佛爺扶元益陰膏：

黨參一兩　於白朮（炒）一兩　茯苓（研）一兩　白芍（酒炒）八錢　歸身（土炒）一兩　地骨皮一兩　丹皮（去心）六錢　砂仁（研）四錢　銀柴三錢　蘇薄荷二錢　鹿角膠（熔化）五錢　香附（製研）六錢

共以水熬透，去渣，再熬濃，加鹿角膠熔化，兌煉蜜為膏，服三錢，白水沖服。

　　慈禧太后除了服用一些養生的醫方之外，還經常服用膏方調理身體，如益壽膏、保元固本膏、扶元和中膏、菊花延齡膏、潤肺和肝膏、資生健脾膏等，其中就包括我們以上所說的扶元益陰膏，此膏方由五味異功散合逍遙散加減化裁而成，異功散健脾益氣，逍遙散疏肝理脾，加以鹿角膠溫補腎陽，地骨皮滋腎涼血，丹皮清熱涼血，諸藥同用，即所謂「扶元」之益氣健脾、溫補腎陽，「益陰」之涼血滋陰、調補肝腎。該方先後天兼顧，氣與血同調，溫涼並用，可長期服用。

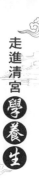

5. 嚼化人參是個補益抗疲勞的好習慣，乾隆、慈禧都喜歡

> 光緒二十七年九月奏討壽康宮藥房首領榮八月，陸續領取自二十六年十一月二十三日起，至二十七年九月二十八日止，計三百三十一天，共用嚼化人參二斤一兩一錢。
>
> 今問得榮八月，皇太后每日嚼化人參一錢，按日包好，俱交總管郭永清、太監秦尚義伺候。謹此奏聞。

　　嚼化人參是慈禧太后養生保健的一個重要環節，人參這味藥我們在胸悶章節中將要提到，它是很好的補益之品。乾隆、光緒、慈禧都有嚼化人參的習慣，據記載，光緒皇帝向慈禧太后請安時還時常檢查人參是否夠用等情況，足見皇宮中對人參的重視程度。

（注：「嚼化人參」意為取人參切成薄片，分數次放入口中，緩緩含住使之融化後嚥下。）

四、慈禧太后的外用醫方

1. 患有面肌抽搐症的慈禧如何美容護膚？

光緒十四年四月二十日，小太監千祥傳李德昌、王永隆擬得玉容散加減分兩。

白芷一兩五錢、白牽牛五錢、防風三錢、白丁香一兩、甘松三錢、白細辛三錢、山奈一兩、白蓮蕊一兩、檀香五錢、白僵蠶一兩、白及三錢、鷹條白一兩、白蘞三錢、鴿條白一兩、團粉二兩、白附子一兩

共研極細麵，每用少許，放手心內，以水調濃，擦搓面上，良久再用水洗淨，一日二、三次。

慈禧太后非常重視自己的妝容，據說她起床後的第一件事就是化妝，每天用在這上面的時間要一兩個時辰。而且她睡前必須要做的事情就是往臉上擦花汁、蛋清之類，也是為了美容。此外，她還堅持早晚用溫水洗臉、敷面，並用自製按摩器玉滾，又稱「太平車」，按摩面部穴位以促進血液循環。從歷史遺留的繪畫和老照片看，她的形象都是面色粉潤，精神飽滿，足見她養顏美容效果之好。據記載，慈禧太后所使用的嫩膚潤肌方有很多，其中最著名的就是加減玉容散和漚子方。

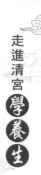

玉容散

其來源，首先當推《醫宗金鑒》。《醫宗金鑒》指出，皮膚黧黑斑「由憂思抑鬱，血弱不華，火燥結滯而生於面上，婦女多有之。宜以玉容散早晚洗之，常用美玉磨之，久久減退而癒」。

漚子方

用防風、白芷、茯苓、白及、白附子等組成。凡化妝美容用方藥，常以膏霜收貯，其狀稀稠，猶如水泡，故以「漚子」名之。此方中還使用了白蜜，增強了滋養濡潤肌膚之效。

慈禧太后患有「面風」，也就是我們現在所說的面肌痙攣症，又稱面肌抽搐症，其主要表現是半側面部表情不自主的陣發性抽搐跳動，這種病雖並不十分痛苦，但既影響面部美觀，又容易使人焦慮或煩躁不安，久而久之可伴有頭暈、頭痛、失眠、健忘等症狀。

清宮醫案中一些治療慈禧太后面風的方子，其中包含頗多外用的醫方，如僵蠶全蠍敷治方、祛風活絡熨方、防風活絡貼藥方、活絡敷藥方、正容膏、蓖麻子膏等。以正容膏為例，此方由蓖麻子、冰片兩味藥組成，將其「共搗成泥，敷於患庭，左喎敷右，右喎敷左」。蓖麻子味甘辛，性平，《本草綱目》謂「其性善走，能開通諸竅經絡，故能治偏風失音，口噤，口目喎斜」；《婦人良方》亦載此藥外用治面風；配伍開竅的冰片，外敷患處，可活絡通竅，改善面肌抽搐症狀。

（注：「喎」指口歪不正。）

老佛爺的「化妝品」

　　慈禧平日裡所用胭脂、粉都是宮內製作，全部使用純天然材料。曾有史書記載，「慈禧用來塗臉的胭脂是從北京西郊妙峰山的玫瑰園定期取回的玫瑰花搗製而成的；而慈禧所用的塗嘴的胭脂則採用了鳳仙花，將其在玉器皿中搗成碎末，將綿紙裁成小塊，在鳳仙花汁中浸泡、晾乾，待用時在唇間一抿，便起到了上色的效果。」

2. 梳頭掉一根頭髮都在意的慈禧如何護髮？

　　據記載，慈禧太后非常愛惜自己的頭髮，為她梳頭的太監以及梳頭用具都是經過精心挑選的。據說跟著慈禧太后的人每天最害怕的就是給她梳頭，很少有人能讓她滿意，不是嫌頭髮掉得多，就是嫌髮型不好看。李蓮英就是因為給慈禧梳頭梳得好，而一舉成為慈禧面前的紅人。御醫們更是為太后的頭髮苦思冥想，擬方邀功。清宮醫案中記載了慈禧太后最常用的四個長髮香髮方。

　　1. 東行棗根三尺橫臥甑上，蒸之，兩頭汁出，收取塗髮即易長。

　　棗根見於《本草經集注》和《本草綱目》，性平味甘無毒，有活血清熱祛風功效，又因「髮為血之餘」，故該方可令長髮。

　　2. 桑葉、麻葉，煮水洗髮七次，可長數尺。

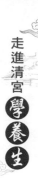
　　桑葉性寒，味苦、甘，能祛風清熱、涼血明目。麻葉有殺蟲解毒作用，二藥可用於長髮，見於《備急千金要方》。

　　3. 榧子三個、核桃二個、側柏葉一兩

　　共搗爛，泡在雪水內，梳頭。

　　頭髮若容易脫落，多是血熱、體虛、頭脂過多或過少的原因。此方榧子性平，味甘，可殺蟲、潤燥；核桃可以補益髮膚；側柏葉性寒，味苦澀，涼血散瘀、祛風尤勝。三者並用，有助於令髮不落。

　　4. 髮有油膩，勿用水洗，將藥摻上一篦即淨，久用髮落重生，至老不白。

　　零陵草一兩、辛夷五錢、玫瑰花五錢、檀香六錢、川錦紋四錢、甘草四錢、粉丹皮四錢、山奈三錢、公丁香三錢、細辛三錢、蘇合油三錢、白芷三兩

　　共為細末，用蘇合油拌勻，晾乾，再研細麵，用時摻勻髮上篦去。

　　本方中零陵草即《山海經》中之薰草、《開寶本草》中之香草，《名醫別錄》云可「去臭惡氣」，方中大都為性溫氣厚之品，可通竅、辟穢、溫養，既可香髮，又可防白。

3. 把洗腳看成重要事的慈禧如何護腳

　　光緒　年五月二十日，傳皇太后明目除濕法一分。
　　甘菊三錢、桑葉五錢、木瓜五錢、牛膝五錢、防己四錢、茅朮五錢、黃柏三錢、甘草三錢
　　水煎，浴足。

該方名為明目除濕浴足方，其中桑葉、菊花可清肝明目，加入黃柏、茅朮、防己、木瓜等祛濕之品，共奏明目祛濕止癢之功。

慈禧太后亦是把洗腳看成很重要的事。

首先，她的洗腳水非常講究。夏天，用杭菊花泡水煮沸後晾溫了洗，有清眩明目的作用；而到了冬季，天氣冷，就用木瓜湯洗，可以活血暖膝，使身體溫暖。

其次，她洗腳的用具很講究。專門精心製作的銀盆，且比普通盆更深，銀可以防毒；中間包裹的是木胎，因不易散熱可保持水溫；邊卷出來，可以放腿；每次洗腳都用兩個這樣的盆，一個是放熬好了的藥水，一個是放清水，先用藥水，後用清水。

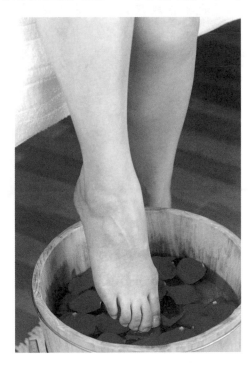

此外，洗腳的丫頭也是經過專門訓練的，因為洗腳時還要按摩足底，按揉湧泉穴等，要求十分嚴格。

從傳統經絡循行的角度看，足部有很多穴位，經常洗腳泡腳，可以疏通全身的經絡血脈；從現代「生物全息」的角度看，對足部進行適當的刺激，不但可以強身健體，甚至可以通過反射區的變化診斷疾病。

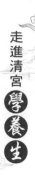

小知識

足浴養生

　　現代人生活節奏快，壓力大，每天泡腳不但可以舒緩壓力，還可養生保健。泡腳直到後背部或者額頭微微有汗出最好，但注意不要出大汗，否則容易耗傷津液。還可以在泡腳水中加入中藥，如溫經的艾葉、禦寒的生薑、活血的紅花、除濕的木瓜、強筋健骨的仙靈脾以及多種有治療作用的中藥等，也可將藥物煎煮後取汁兌入洗腳水中，這種方法對風濕病、脾胃病、失眠、頭痛、感冒等多種疾病均有效。如果在泡腳的同時不斷用手按摩湧泉穴及足背的太沖穴，還有助於降低血壓。

五、太后精神旺，順時養生很重要

歷史軼事

　　皇帝、皇后、太后、小主（妃子）、格格們都要睡小午覺。早晨要早起，不論春夏秋冬，五點至六點即起來，七點以前要梳洗完畢，就是小主在屋子裡閑坐或庭院裡遛彎，也必須光頭淨臉。皇上也是最晚九點至十點間就寢，到十一點至一點之間，正是濃睡的時刻。白天也是這樣，十一點至一點必須午睡，這叫得天地陰陽的正氣，是健康長壽的秘訣，是陰陽暢旺的保證。宮廷祖宗的家法，絕不許晚上貪玩熬夜不睡，也不許早晨睡懶覺不起床。宮裡上下幾千人，都要切實遵守這規矩。老太后更是精神旺盛，就是在園子裡，也沒有在五點以後起過床。——《宮女談往錄》

　　從上述記錄中我們可以看到，在宮中連睡覺都很有講究，有固定的時間點，所謂「得天地陰陽的正氣」，就是要順應天地陰陽的變化，不但要按照一天中陰陽的變化規律調養身體，還要遵循春夏秋冬的陰陽變化順時調整。早在《黃帝內經》中就有「四氣調神」的說法。春溫、夏熱、秋涼、冬寒，只有順應四季的變化，並結合自身體質的不同，找到適合自己的方法，才是好的養生之道。

　　春三月，此謂發陳，天地俱生，萬物以榮，夜臥早起，廣步於庭，被髮緩形，以使志生，生而勿殺，予而勿奪，賞而勿罰，此春

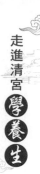

氣之應，養生之道也。逆之則傷肝。

　　夏三月，此謂蕃秀，天地氣交，萬物華實，夜臥早起，無厭於日，使志無怒，使華英成秀，使氣得泄，若所愛在外，此夏氣之應，養長之道也。逆之則傷心。

　　秋三月，此謂容平。天氣以急，地氣以明，早臥早起，與雞俱興，使志安寧，以緩秋刑，收斂神氣，使秋氣平，無外其志，使肺氣清，此秋氣之應，養收之道也。逆之則傷肺。

　　冬三月，此謂閉藏。水冰地坼，無擾乎陽，早臥晚起，必待日光，使志若伏若匿，若有私意，若已有得，去寒就溫，無泄皮膚，使氣亟奪，此冬氣之應，養藏之道也。逆之則傷腎。

　　　　　　　　　　　　——《黃帝內經素問·四氣調神大論》

　　以上四段文字，是《黃帝內經》中關於四季養生原則和方法的描述。春季，萬物始生，欣欣向榮，應順應春之變化，早睡早起，適當運動，保持情緒愉悅，注重舒暢肝氣；夏季，白晝時間變長，氣候炎熱，應順應夏之變化，晚睡早起，接受日光洗禮，充養陽氣，注重養心；秋季，萬物待收，氣象平和，應順應秋之變化，早睡早起，平靜情志，收斂夏季外散的神氣，注重宣降肺氣；冬季，萬物閉藏，氣候變冷，白晝變短，應順應冬之變化，早睡晚起，注意保暖，注重補養腎臟。

　　如上我們可以看出，在不同的季節要有不同的養生之道。其中尤為強調睡眠，中醫講陰氣盛則寐，陽氣盛則寤。人在睡眠狀態下，身體各組織器官大多處於休整狀態，氣血主要灌注於心、肝、脾、肺、腎五臟，使其得到補充和修復。晚上應該在21：00~23：00以前上床，在23：00~凌晨1：00進入最佳睡眠狀態。

六、喜歡新鮮事，太后青春不易老

慈禧太后是一個喜歡新鮮事物的老太太，她對新鮮事物的接受能力，高於歷代統治者。坐汽車、修鐵路、拍照片、吃西餐……始終走在潮流的前端。

據說第一次拍照的時候，慈禧就到暗房裡去看照片是怎麼沖洗的。看到自己的照片泡在藥水裡，臉都是黑的非常吃驚，問身邊的女官德齡：「這臉怎麼都是黑的啊？會不會有什麼不好的兆頭？」德齡解釋說照片印出來還要漂洗，否則暴露在太陽底下就是黑的。等到慈禧看著自己的照片一點點變清晰的時候，非常興奮，像個小孩一樣吃驚的說：「多神奇，全都活靈活現呢。」照片沖洗完以後，慈禧就把它們拿回自己的房間，一張一張盯著看，甚至拿鏡子照著自己比對，她還常常讓身邊的宮女太監看，要他們挑出來照片和自己有什麼不一樣的地方。

據清代《郵傳檔》等書籍記載，1908年，清政府在頤和園以「水木自親殿」（當年這裡是慈禧太后走水路出入頤和園時上下船的碼頭）為端點架設了經西苑至中南海「來薰風門」東配殿的電話線，專供慈禧太后和光緒皇帝聯繫使用。這是中國歷史上第一條皇家御用電話專線。

還有歷史記載，有一年慈禧壽辰，群臣為了向慈禧祝賀，紛紛挖空心思地呈上自己的貢品，以表示自己的忠心，藉以博取寵信。在這其中，據說大野心家袁世凱別出心裁地獻出了一件超凡脫俗、十分稀

罕的「洋貢品」——汽車。慈禧非常喜歡這輛汽車，曾不顧群臣反對坐上它，但因為司機是坐著並且坐在自己的前面開車而十分不滿，後來也就很少乘坐。

除了上述這些愛好之外，慈禧太后還很喜歡運動。據說她深信「流水不腐，戶樞不蠹」的名言，十分注重運動養生，其中最主要的就是散步和八段錦。其實無論在男性養生還是女性養生中，運動始終是一項不可或缺的內容。慈禧太后每天起床後，都要練習八段錦，平日還經常散步。其次就是按摩，慈禧太后每感到疲倦時，就喜歡讓人給她按摩。而大太監李蓮英又正好是按摩的高手，所以深得慈禧太后喜歡。

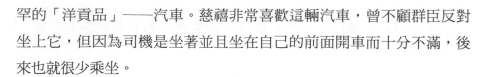

小知識

八段錦有一則口訣：兩手托天理三焦，左右彎弓似射雕，調理脾胃單臂舉，五勞七傷向後瞧，搖頭擺尾去心火，兩手攀足固腎腰，怒目攢拳增氣力，背後七顛百病消。分解其動作依次為：

1. 雙手托天理三焦：自然站立，兩足平開，與肩同寬，含胸收腹，腰脊放鬆。正頭平視，口齒輕閉，寧神調息，氣沉丹田。雙手自體側緩緩舉至頭頂，轉掌心向上，用力向上托，足跟亦隨雙手的托舉而起落。托舉數次後，雙手轉掌心朝下，沿體前緩緩按至小腹，還原。

2. 左右彎弓似射雕：自然站立，左腳向左側橫開一步，身體下蹲成騎馬步，雙手虛握於兩髖之外側，隨後自胸前向上劃

弧提至與乳平高處。右手向右拉至與右乳平高，與乳距約兩拳許，意如拉緊弓弦，開弓如滿月；左手捏劍訣，向左側伸出，順勢轉頭向左，視線通過左手食指凝視遠方，意如弓箭在手，等機而射。稍作停頓後，隨即將身體上起，順勢將兩手向下劃弧收回胸前，並同時收回左腿，還原成自然站立。此為左式，右式反之。左右調換練習十數次。

3.調理脾胃單臂舉：自然站立，左手緩緩自體側上舉至頭，翻轉掌心向上，並向左外方用力舉托，同時右手下按附應。舉按數次後，左手沿體前緩緩下落，還原至體側。右手舉按動作同左手，惟方向相反。

4.五勞七傷向後瞧：自然站立，雙腳與肩同寬，雙手自然下垂，寧神調息，氣沉丹田。頭部微微向左轉動，兩眼目視左後方，稍停頓後，緩緩轉正，再緩緩轉向右側，目視右後方稍停頓，轉正。如此十數次。

5.搖頭擺尾去心火：兩足橫開，雙膝下蹲，成「騎馬步」。上體正下，稍向前探，兩目平視，雙手反按在膝蓋上，雙肘外撐。以腰為軸，頭脊要正，將軀幹劃弧搖轉至左前方，左臂彎曲，右臂繃直，肘臂外撐，頭與左膝呈一垂線，臀部向右下方撐勁，目視右足尖；稍停頓後，隨即向相反方向劃弧搖至右前方。反復十數次。

6.兩手攀足固腎腰：鬆靜站立，兩足平開，與肩同寬。兩臂平舉自體側緩緩抬起至頭頂上方轉掌心朝上，向上作托舉勁。

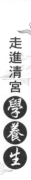
稍停頓，兩腿繃直，以腰為軸，身體前俯，雙手順勢攀足，稍作停頓，將身體緩緩直起，雙手順勢舉於頭頂之上，兩臂伸直，掌心向前，再自身體兩側緩緩下落於體側。

7.怒目攢拳增氣力：兩足橫開，兩膝下蹲，呈「騎刀步」。雙手握拳，拳眼向下。左拳向前方擊出，順勢頭稍向左轉，兩眼通過左拳凝視遠方，右拳同時後拉。與左拳出擊形成一種「爭力」。隨後，收回左拳，擊出右拳，要領同前。反復十數次。

8.背後七顛百病消：兩足併攏，兩腿直立、身體放鬆，兩手臂自然下垂，手指併攏，掌指向前。隨後雙手平掌下按，順勢將兩腳跟向上提起，稍作停頓，將兩腳跟下落著地。反復練習十數次。

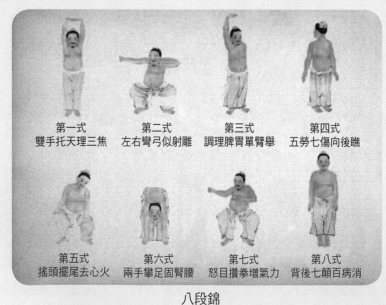

第一式
雙手托天理三焦

第二式
左右彎弓似射鵰

第三式
調理脾胃單臂舉

第四式
五勞七傷向後瞧

第五式
搖頭擺尾去心火

第六式
兩手攀足固腎腰

第七式
怒目攢拳增氣力

第八式
背後七顛百病消

八段錦

　　從慈禧的這些歷史故事中我們可以清楚的看到，她是一個善於發現與接受新鮮事物的人。這些新鮮的人和事讓慈禧太后的生活更加豐富多彩，從而使其在頗為壓抑的後宮中保持愉悅心情。且有現代研究認為，體內激素水準的變化會影響人的情緒變化。新奇的事物以及在看到新鮮事物前的期待，會使體內多巴胺濃度上升。而多巴胺作為一種「快樂激素」，有使人心情愉悅的作用。

　　中醫認為，情緒的變化特別容易影響機體的變化，如《黃帝內經》中早就有「怒則氣上，喜則氣緩，悲則氣消，恐則氣下，驚則氣亂，思則氣結」的說法，意思是說過度憤怒使肝氣疏泄太過，氣機上逆；過度喜樂會導致心氣渙散不收，甚則心氣暴脫或神不守舍；過度悲憂則會導致肺氣耗傷，氣力消損；過度恐懼則傷腎，致腎氣失固，氣陷於下；猝然受驚會導致心神不定，氣機逆亂；過度思慮會導致心脾氣機鬱結。所以控制好自己的情緒對於養生防病治病是相當重要的，不應大喜大悲，不應思慮暴怒。

　　我在臨床中常見到八九十歲的長壽老人，他們或胖或瘦，或高或矮，或飲酒，甚或吸煙，但他們常有一個共同的特點，那就是性格開朗、寬容大度。一個人的生命從年輕到衰老，這是我們無法阻止的自然規律，但是我們可以通過調整自己的狀態來延緩它的發展過程。尤其是更年期以後的女性，要保持好的心態，多出去走走，發現周圍的新鮮事物，讓自己的生活充滿樂趣。

第三章
清宮茶飲話養生

　　人們最初對茶的認識即是它的藥用價值，正如古籍所言「神農嘗百草，一日遇七十毒，得茶而解之」。隨著歷史發展，品茶日漸走入文人雅士及普通百姓的日常生活，其實藥用代茶飲在唐宋時期文獻中亦有記載。在清代，茶飲更是備受宮廷皇族的青睞，傳說乾隆皇帝退位時，老臣曾勸諫說「國不可一日無君」，他卻只道一句「君不可一日無茶」。

　　清宮中常以茶代藥、茶藥並用、以藥代茶來防病治病，即單純用茶代替中藥或茶與中藥同用或用中藥以泡茶的方式應用來防治疾病，如安神代茶飲、和胃代茶飲、保元代茶飲、清宮仙藥飲等，各具特色。覽清史，品香茗，閱醫案，話養生，讓我們一起從清宮醫案中，找尋茶飲養生祛病，益壽延年之道吧。

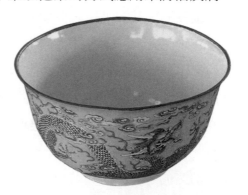

一、清宮茶飲文化

1. 茶舍

　　清宮中有御茶房、茶庫、奶茶房等很多茶舍，且有專人管理。

　　御茶房是皇帝專用的茶房，又名上茶房，原址在乾清宮東廡，由康熙皇帝御筆題匾。除此之外，還設有皇后茶房、壽康宮皇太后茶房，皇子、皇孫娶福晉後亦有各自的茶房。從御茶房及至皇后、皇妃茶房，每日供茶份例與所用金銀、瓷器具皆有定例。茶庫屬內務府廣儲司下設的庫房之一，乾隆年間主要用於收儲各省進貢的貢茶。滿洲人吃肉飲乳，喝茶解腥，自入關前就有飲奶茶的習慣，所以清宮中還設有奶茶房，用於熬製奶茶。

2. 茶宴

　　茶宴是清代宮廷中的一項重要儀式，在宮廷生活中佔有一定的地位。這一活動始於康熙朝，在乾隆時期達到鼎盛階段。乾隆皇帝酷好飲茶，又擅作詩。每年正月初二至初十便選擇一個吉日在重華宮舉行茶宴。參加者是才華橫溢的滿漢大臣，「列坐左廂，宴用盒果杯茗」，品茶賦詩，君臣交融。詩品優勝者還可以得到御茶及寶物的賞賜。清宮的這種品茗與詩會相結合的茶宴活動，規模雖然不大，但在乾隆年間持續了半個世紀，為清宮一大韻事。

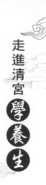

3. 貢茶

　　宮廷中日常飲茶和各項與茶有關的活動直接促發了全國各產茶區競相將優質的茶品進獻給朝廷。據記載，宮中每年收取進貢的名茶就有30多種，如雲南普洱茶、安徽六安茶、蘇州天池茶、杭州龍井茶、江南銀針茶等，數不勝數。《內務府奏銷檔》中也有這樣的記載：「乾隆時，各省例進方物，茶葉一類，兩江總督進碧螺春茶一百瓶，銀針茶、梅片茶各十瓶，珠蘭茶九桶。閩浙總督進蓮心茶四箱，花香茶五箱，鄭宅芽茶、片茶各一箱」。這些茶葉陸續進入皇宮，收於茶庫，由專人精心保管，隨時取用加工。

二、清宮茶飲應用

　　我們在研究清宮原始醫藥檔案時發現，御醫經常應用藥茶以防病治病，應用範圍十分廣泛，想來是宮中皇帝、后妃平日養尊處優，不願服用苦藥重劑，而代茶飲服用方便，性多平和，故而易於接受的原因。

　　其實早在唐代就有藥茶的記載，許多著名醫書如《備急千金藥方》、《外台秘要》中都記載有藥茶方。清朝時中藥代茶飲更加豐富，不但常用來養生保健，也常用以病後調理及治療疾病。

1. 乾隆、道光朝全貴妃、慈禧喜歡的代茶飲

　　中藥代茶飲所用藥物平和，頻頻飲服，既可防病治病，又可養生保健。尤其是一些補益類的茶飲方，多有延年益壽的作用。從而可以滿足人們在身體健康的基礎上，保持容顏不老的追求。

三清茶

患者：乾隆皇帝

組成：梅花、佛手、松子仁

用法：以雪水煎煮代茶飲

功效：疏肝潤肺、開鬱和中

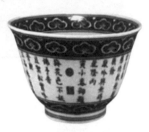

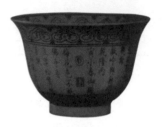

乾隆青花瓷御製詩　　　　　乾隆紅描黑漆御製詩
　「三清茶」碗　　　　　　　　「三清茶」碗

　　三清茶由乾隆皇帝所創，選取的三種藥物皆為清雅之品，梅花開
鬱和中、化痰解毒，佛手疏肝理氣、燥濕化痰，松子仁潤腸通便、潤
肺止咳，三藥合用，疏肝潤肺、開鬱和中。乾隆皇帝還寫詩讚美三清
茶：「梅花色不妖，佛手香且潔。松實味芳腴，三品殊清絕」。足見
乾隆皇帝對三清茶的評價之高，他還命人將詩句抄錄在茶碗上，製作
成「三清茶碗」。據史書記載，乾隆皇帝每年還會擇期在重華宮舉辦
「三清茶宴」。

保元代茶飲

患者：道光朝全貴妃

組成：人參（去蘆）三分、制黃芪三錢、制甘草五分

用法：水煎代茶

功效：補氣保元、益衛固表

主治：元氣虛弱、脾肺不足、中氣下陷之表虛自汗等症

　　道光八年十二月十三日，全貴妃「原系大病稍癒，元氣未複，今
屆大寒節令，恐傷正氣」，御醫蘇鈺等擬此方，用於日常服用以保元

補氣。方中三味藥均為甘溫補氣之品，適用於病後體弱或素體氣虛，衛表不固，氣短懶言、倦怠乏力、食少便溏、表虛自汗等症。

慈禧珍珠茶

患者：慈禧太后
組成：珍珠、茶葉適量
用法：珍珠研細粉，沸水沖泡茶葉，以茶汁送服珍珠粉
功效：重鎮安神、潤澤肌膚、美容養顏

此方出自慈禧身邊的女官德齡公主所寫的《御香縹緲錄》：「西太后直至老年，仍面部以至周身皮膚細膩紅潤，這與她平時注意養生美容，尤其是常服珍珠茶有關。慈禧太后每隔十日即以沸水沖泡茶葉，取茶汁送服研成極細粉之珍珠頻飲。」本方中的珍珠有安神定悸、清肝明目等功效。現代藥理研究還發現，珍珠粉有美容養顏、延緩衰老、調節免疫的作用，可用於日常保健。慈禧太后不但常服用珍珠茶，日常穿戴也常有珍珠。

2. 病後調理促康復代茶飲

我們在研究清宮醫藥檔案時還發現，御醫在疾病向癒之後常用代茶飲作為善後調理之方，且多用和胃類代茶飲以調養脾胃。概因脾胃為「後天之本」，五臟六腑功能的正常發揮都有賴於脾胃運化的水穀精微。正如《中藏經》所云：「胃氣壯，五臟六腑皆壯」。若脾胃

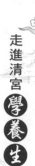
功能失常，不但影響其他臟腑功能的發揮，還會影響疾病的康復，所以，調理脾胃十分重要。

清熱和胃代茶飲

患者：道光朝孝慎成皇后

組成：竹茹三錢、麥冬三錢、小生地三錢、花粉三錢、赤苓三
錢、神曲三錢、焦楂三錢、谷芽三錢、燈心五十寸

用法：水煎代茶

功效：清熱和胃

主治：胃有積熱，氣失和降，胸膈滿悶，脅肋脹痛，身肢倦軟

這是道光三年時，孝慎成皇后外感風涼服用解表劑之後，諸症好轉，「惟餘熱不淨、胃氣欠和」，所以用該方清熱和胃以善其後。方中竹茹、赤苓、燈心清熱利水，神曲、焦楂、穀芽消滯和胃，麥冬、生地、花粉顧護胃陰，諸藥同用，既清餘熱，又和胃氣，藥性平和，有助外感痊癒。

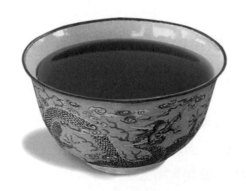

參桂代茶飲

患者：道光朝全貴妃

組成：人參（去蘆）二錢、肉桂（去粗皮）四分、黃芪三錢、炙
甘草八分。

用法：上藥共為細麵，每服五分，福元湯調服

功效：益氣溫中

主治：氣血素虧，複因勞碌傷氣，濕傷榮分

　　清宮醫案中益氣溫中類的代茶飲應用十分廣泛，取其補益之功，
亦常用於病後調理。全貴妃因有「半產」、「胎漏」（半產又名小
產，意指女性所懷之胎未至足月而產；胎漏是指妊娠期間出現的少量
陰道出血，西醫稱之為「先兆流產」）的病史，耗血過多，平素即有
氣血虧虛的問題，此次因勞碌傷氣，舊疾復發，御醫予服用人參養榮
湯、益氣養榮湯的茶飲方，益氣溫中加以調理。

3. 多種疾病的清宮代茶飲

　　中藥代茶飲可治療多種疾病，在清宮中更是得到普遍應用，如
用來治療孝慎成皇后口渴面赤、心胸煩熱的「導赤代茶飲」；治療同
治皇帝氣血虧虛、心悸不寐的「安神代茶飲」；治療慈禧太后咽喉腫
疼、痰涎壅盛的「清熱代茶飲」，以及治療光緒皇帝脾胃虛弱、食少
便溏的「理脾代茶飲」……如此甚多，那麼我們就選取其中的幾個來
看看御醫是如何用中藥代茶治病的。

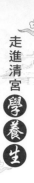

安神代茶飲

患者：同治皇帝

組成：黨參三錢、茯神（研）三錢、棗仁（炒研）三錢、當歸身
三錢、炙甘草八分

功效：補氣血、養心脾、安心神

主治：心脾兩虛、氣血虧耗、心神失養之心悸不寐等症

這是當年同治皇帝患天花以後所用的一則茶飲方。患天花以後的同治帝因臟腑氣血俱虧，心神失養，出現心悸不寐的症狀，該方取歸脾湯之意，可益氣養血，養心安神。此外，還有由煅龍齒三錢、石菖蒲一錢組成的安神代茶飲，以及由茯神三錢、棗仁三錢，沖朱砂麵三分組成的安神代茶飲，這些茶飲方藥味少，用量輕，或養心安神，或重鎮安神，都是同治帝常用的安身茶飲方。

加味三仙代茶飲

患者：懿嬪（即後來的慈禧太后）

組成：焦三仙九錢、橘紅一錢、竹茹二錢、鮮青果（研）七個

功效：清熱化滯、止咳化痰

主治：胃有鬱熱、肺氣上逆、咳嗽痰黏、胸膈滿悶、不思飲食等

這是一則治療咳嗽的代茶飲。光緒二十八年十一月十九日，懿嬪「咳嗽、咯痰黏稠，胸膈不暢，飲食不香」，御醫用焦三仙、竹茹消

食瀉熱導滯，青果、橘紅清熱化痰、理氣寬胸利咽，諸藥同用共奏消導和胃、清熱止咳之功。

理脾代茶飲

患者：光緒皇帝

組成：茯苓（研）三錢、焦於尤一錢、陳皮一錢、炙厚朴一錢、山藥（炒）三錢、焦三仙各二錢、炙甘草五分。水煎隨便代茶

功效：健脾和胃、行氣燥濕、消食化積

主治：脾胃虛弱之倦怠乏力、飲食減少、消化不良、脘腹脹滿、大便溏薄等症

　　本方為光緒皇帝調理脾胃代茶飲方之一。我們在之後的章節中也會提到，光緒皇帝自幼失於調養照料，脾胃素虛，該方補脾健胃，燥濕消食，主要用於培補後天之本，可治療脾胃虛弱之納呆食少、體倦乏力、脘腹脹滿、大便稀溏等症狀。

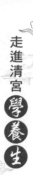

三、清宮茶療方式

1. 以茶代藥：龍井與花茶，乾隆、慈禧的最愛

　　以茶代藥即單純使用茶來治療疾病。茶是我們日常生活中十分常見的一種飲品，其作用不可小覷。古籍中就有「神農嘗百草，一日遇七十毒，得茶而解之」，儘管這種說法有誇張之虞，但也從側面說明了茶的重要價值。有「藥王」之稱的孫思邈在《千金方》中對茶也有「令人有力，悅志」的評價。

　　清宮中的飲茶之風更為盛行，比如乾隆皇帝喜歡喝龍井茶、大紅袍，歷史上也流傳著很多乾隆與龍井茶的佳韻。龍井茶產於浙江杭州的龍井村一帶，以獅峰出產的龍井品質最佳，稱作「獅峰龍井」。相傳乾隆在品飲獅子峰胡公廟前的龍井茶後，對其香醇的滋味讚不絕口，於是將廟前的十八棵茶樹封為「御茶」，每年這裡出產的龍井都會進貢給朝廷，從此龍井茶聲名遠揚。

據說如今仍留有十八棵御茶的遺址。龍井茶具有生津止渴、提神益思、消食化膩的作用。現代藥理研究也發現，龍井茶中的咖啡鹼能興奮中樞神經系統，可以振奮精神，消除疲勞。其中的咖啡鹼、茶多酚等多種化合物，還能

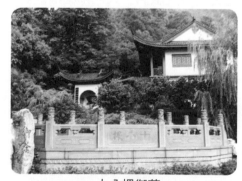

十八棵御茶

調節脂肪代謝，促進脂肪的分解，所以有一定的減肥功效。

慈禧太后則喜歡喝花茶，如玫瑰花茶、茉莉花茶等。這些花茶既有茶的作用，又可發揮藥物的功效，其中的玫瑰花我們將在「胸痹」章節中提到，它有「花中皇后」的美譽，具有疏肝解鬱、活血止痛的功效，被稱為「解鬱聖藥」。茉莉花茶也將在後文中提及，它具有理氣解鬱、和中等功效，現代藥理研究還發現茉莉花茶可以養顏美容、抗菌消炎。

2. 茶藥結合

很多人可能會有疑惑，服用中藥時可以飲茶嗎？一般認為，服藥期間不宜飲用濃茶，且最好與服藥時間隔開1~2小時左右。但並非茶與中藥不能同用，清宮中就常將日常飲用的茶與中藥結合應用來治療疾病，這樣既發揮了中藥的功效，也利用了茶的作用。而且清朝的茶藥結合治療疾病，並不完全拘泥於內服，還常用於煎湯熏洗等外用方式。

清宮仙藥茶

烏龍茶、天尖茶、六安茶各一兩，紫蘇葉、石菖蒲、澤瀉絲、枇杷葉、山楂絲各三兩

後五種研粗末，與茶葉混合，收貯備用。每次適量，開水泡，當茶飲。

研究清宮醫案時我們還發現在乾隆、嘉慶、道光、咸豐、同治各朝的宮廷中，有一種被廣泛使用的藥茶——清宮仙藥茶。它具有減肥

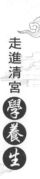

消脂、化濁和中、開鬱通脈的效果，因宮中的皇帝嬪妃平素食用較多肥甘厚味，又缺少運動，且多有思慮過度的情況存在，故而常用之。

　　該方將茶葉與藥物配伍，功效較單純用茶葉或藥物更佳。方中的紫蘇、石菖蒲能散風發汗、祛暑除濕、理氣活血、豁痰開竅；澤瀉、山楂則能滲濕利尿、通脈消食。現代藥理研究亦證明山楂有降血脂的作用。另外，茶葉多有興奮作用，但與有鎮靜作用的石菖蒲配合，動靜結合，有利於調節體內神經系統的平衡。據清宮醫案記載，本藥茶還用於感冒、傷暑引起的發冷發燒、頭痛身疼，以及病後消化不良，胸膈飽滿，噁心嘔吐等症。

　　現代藥理研究也證實該藥茶有明確的調節血脂作用，尤其是其中的天尖茶，研究證明其在發酵的過程中會產生一種名為普諾爾的成分，可以阻止脂肪的堆積。且天尖茶中的咖啡鹼含量低，所以不會影響睡眠。

清肝明目熏洗方

光緒二十九年閏五月初一日，趙文魁謹擬：皇上清肝明目熏洗方
木賊草二錢、赤芍二錢、紅花二錢、甘菊一錢、冬桑葉一錢、僵蠶（炒）二錢、珠蘭茶一錢，水煎，熏洗

　　該方中除了使用活血、明目的中藥之外，還使用了「珠蘭茶」。珠蘭茶是花茶的一種，以清香幽雅的珠蘭和米蘭為原料，選用黃山毛峰、徽州烘青等優質綠茶作茶坯，混合窨製而成，產地頗多，以福州珠蘭花茶為佳，經久耐泡，香氣馥鬱。珠蘭花茶具有生津止渴、活

血、祛風濕、驅蟲等功效，現代藥理研究也發現珠蘭茶有興奮中樞神經的作用，可以醒腦提神，提高工作效率，還對風濕疼痛、跌打損傷有一定的療效。

此外，本方還有一個特點，御醫在用祛風清熱明目藥的同時加用赤芍、紅花等活血之品。現代研究發現，活血化瘀法對多種炎症有促進其消退的作用，也有人用這種治法治療結膜炎，這與御醫的治法不謀而合，足見清宮中的御醫並非人們認為的「翰林院的文章，太醫院的藥方」這般平庸，處方還是十分慎重和高明的。

透腦聞藥方

光緒　年六月初六日，張仲元謹擬：皇上透腦聞藥方
松蘿茶二錢、瓜蒂一錢、冰片二分
共研細麵，聞鼻取涕

方中的瓜蒂味苦性寒，能催吐壅塞痰食，還可祛濕退黃，如《千金翼方》中提到，將本品研為細末納於鼻中，可治療黃疸目黃不除。《別錄》亦云瓜蒂可「去鼻中息肉」。冰片可開竅醒神、清熱止痛，松蘿茶可清肝化風、解毒，三者通用，功能通關開竅，主治頭痛、頭眩等症。

這也是茶與藥結合的一則處方，方中的松蘿茶屬綠茶類，產於黃山市休寧縣的松蘿山上，具有色綠、香高、味濃等特點。松蘿茶歷史悠久，在明代已盛名遠播。傳說明神宗時，徽州休寧一帶流行傷寒、痢疾，很多老百姓前往松蘿山燒香拜佛，祈求菩薩保佑。當時來到寺

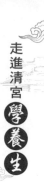
廟的人都賜飲松蘿茶，離開寺廟時，方丈還送每人一包松蘿茶，並面授「普濟方」。結果病輕者連續泡飲松蘿茶三五日即癒，療效卓著。現代藥理研究也發現，松蘿茶具有消食化積、消痰減肥、利尿通便、提神解渴等功效，飽餐之後或肥胖之人不妨每天泡上一杯清香的松蘿茶，若有便秘，則可在茶中加入適量蜂蜜，潤腸通便，豁然清新。

3. 以藥代茶

如今人們生活水準普遍提高，越來越多的人追求養生保健，而中藥代茶飲憑藉著它服用方便、易於調理等優勢，逐漸被人們所接受和青睞。以藥代茶，不僅可以防病治病，又可養生延年。所選用的材料主要以花、葉以及質輕的根、莖、果實、種子等材料為主，因為其有效成分經過煎泡後易於溶出。同時還會選用一些「藥食同源」的常見食品，如柿餅、秋梨、藕節、荸薺、鮮青果等，它們大多有養陰生津、清熱止咳利咽的功效。我們在研究清宮醫案時還發現，中藥代茶飲有時還被用來治療急危重症。

秋梨柿餅代茶飲

患者：咸豐皇帝

組成：秋梨半個、柿餅（去蒂）一個

功效：清肺止咳

主治：肺熱感邪、咳嗽

這是咸豐皇帝還是四阿哥時的一則醫案，「道光二十九年十二月十二日，四阿哥肺熱感寒以致憎寒壯熱咳嗽頭痛、腰腿痠痛，倦怠懶食」等，經御醫調治諸症好轉後，以秋梨柿餅代茶飲清肺止咳。方中的秋梨和柿餅都是我們日常生活中十分常見的食物，秋梨清熱潤肺，柿餅清肺止咳，作為代茶飲，取材方便，服用簡單。

清肺化濕代茶飲

患者：光緒皇帝

組成：金石斛二錢、甘菊花二錢、桑葉二錢、前胡一錢五分、酒黃芩一錢五分、陳皮一錢五分、神曲二錢、鮮青果（研）七個

功效：清肺止咳、理氣化濕

主治：感受外邪、鬱而化熱；或內有鬱熱、外感風寒、過食生冷，以致脾失健運，濕邪內生，出現咳嗽、痰黏稠量多、發熱、微惡風寒、口淡無味、不思飲食等。

本方是治療光緒皇帝的一則醫案，方中菊花、桑葉、前胡疏風散熱、宣肺解表，陳皮、金石斛、神曲理氣和胃化濕，黃芩、青果、前胡清肺止咳化痰，諸藥同用，理氣化濕、清肺止咳，可治療咳嗽、咳痰、痰多質黏、發熱惡寒、口淡納差等症狀。

生脈代茶飲（參麥代茶飲）

患者：嘉慶朝玉貴人

組成：黨參三錢、麥冬四錢、五味子一錢五分。煎湯代茶

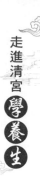

功效：益氣複脈、養陰生津、斂汗

主治：暑熱所致氣津兩傷；或溫熱病後期氣陰兩虧，症見氣短懶言、
　　　乏力倦怠、口乾作渴、自汗、脈虛；亦治久咳不止、肺虛陰
　　　傷，症見嗆咳少痰、短氣自汗、口乾舌燥、脈虛等；亦用於脈
　　　微欲絕的虛脫症的搶救。

　　這則醫案出現在嘉慶朝玉貴人血枯抽搐救治案中，方子的組成即
我們在胸悶一章中也將提到的生脈飲，方中以黨參性溫，味甘，可益
氣生津；麥冬性寒味甘，可養陰、清肺、生津；五味子性溫，味酸，
可斂肺止汗；三藥合用，補肺複脈、養陰生津斂汗。據清宮醫案記
載，皇宮中很多皇帝、后妃及王公大臣等瀕死之時，也常用此方或此
方加減化裁後進行救治。如乾隆、同治、光緒皇帝及隆裕皇太后、恭
親王等的臨終醫案中均有記載。服用方法既有水煎代茶飲，也有水煎
濃汁頻頻飲之，或水煎灌服。同樣，現代臨床中也製成了注射液，常
用於救治垂危患者。

四、清宮茶飲製作方法

宮廷茶飲的製作方法在每個環節都十分講究，尤其是在沖泡以及煎煮時所用的水和器皿。

乾隆皇帝善於品茶，他對茶飲的用水十分講究，而且他還是一位品泉名家，他對天下名泉曾作過很深的研討和品評，並有他獨到的品鑒辦法。清代醫家陸以湉在其所著的《冷廬雜識》中記載，乾隆皇帝每次出巡，常喜歡帶一只精製銀斗，精量各地泉水，精心稱重，按水的比重從輕到重，排出優次。經過比較，結果玉泉山泉水最輕，含雜質最少，水質最好，便命名為「天下第一泉」，定為宮廷御用水，還寫了《御制天下第一泉記》，刻碑立石。

小故事

三分蒙頂茶，七分江中水

其實不僅宮廷中的人注重飲茶時所用的水，愛茶之人皆十分看重飲茶用水，所謂「三分茶，七分水」說的也是飲茶之水的重要性。歷史上還有一則典故：傳說蘇東坡當年被貶到湖北黃州（如今的黃岡市）時，臨走前王安石交代說待他回京時帶一些長江中峽水回來。三年後，蘇東坡歸途中特意到三峽取水，卻因只顧貪看兩岸景色，船到了下峽才想起取水的事情。

三峽水流湍急，想要調船回頭實屬不易，蘇東坡心想下峽

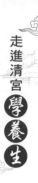

水不也是從中峽來的嗎，於是便取了下峽水回去給王安石。王安石取出皇帝新賜的蒙頂茶（綠茶的一種，產於四川蒙山，有「仙茶」之譽），用取回來的水沖泡並邀蘇東坡一起品飲。結果被王安石識破，王安石說道：三峽水性甘純活潑，泡茶皆佳，唯上峽失之輕浮，下峽失之凝濁，只有中峽水中正輕靈，泡茶最佳。蘇東坡這才幡然醒悟，將當時的情況一一說明。後來的名句「揚子江中水，蒙頂山上茶」說的也是這個故事。可見水在飲茶時的重要性。

慈禧太后對飲茶所用的器具尤為講究，她常根據不同的季節選用不同的蓋碗。比如在夏季飲用金銀花茶時，選用白玉金蓋碗，幽香的茶湯與白玉、黃金交相呼應，清爽宜人；而在冬季飲茉莉花茶時，則選用黃地白裡萬壽無疆瓷蓋碗。乾隆皇帝對茶十分熱愛，他對茶具的生產也頗為關心，還常依照自己的審美標準指導茶具的設計與生產，具有「瓷都」之稱的江西景德鎮就在這一時期生產了大批御用茶具，風格華麗濃豔，美輪美奐，盡顯宮廷用器之奢華。

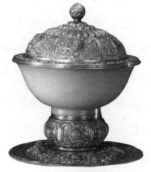

白玉金蓋碗

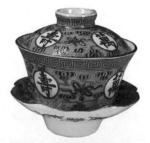

粉彩黃地白裡萬壽無疆瓷蓋碗

此外，隨著宮中茶禮的盛行，宜興紫砂茶具的製作也得到很大發展，其造型、紋飾與官窯瓷器一樣，須經皇帝審閱方可燒製。同時，明清時期文人輩出，他們的參與使紫砂工藝與書法、繪畫、篆刻相結合，從而兼具了實用與觀賞性，形成了獨具特色的紫砂裝飾工藝。清代畫家汪文柏曾有詩曰「人間珠玉安足取，豈如陽羨溪頭一丸土」，讚美紫砂器不是珠玉勝似珠玉。紫砂茶壺直至今天依然受到人們的青睞，用之泡茶，不奪香氣，不失原味。且紫砂壺透氣性好、冷熱急變性高，即使在冬季注入沸水也不會冷炸。又有很好的耐熱性，可在火上進行烹煮而不裂開，且傳熱較慢，不容易燙手。

1. 洗茶

沖泡或煎煮前應先將茶葉或配料用熱水沖洗乾淨，因為茶葉及藥物在採製貯藏的過程中難免會有灰塵、雜質混入，通過清洗，去蕪存菁以保證飲茶衛生。有些質地厚實、難以出味的配料，如山楂、柿餅等，可稍微浸泡10~15分鐘左右。同時，因為茶葉內含有很多親水性的物質，所以在存放的過程中容易吸收濕氣和異味，通過洗茶可以去掉茶葉中的濕氣和異味，還可以誘導出其中的香氣。宮廷中的人們在烹茶前，還常常先洗滌用來烹茶的器具，然後再煮茶。那時專門用於洗茶的工具大多為陶製品，用砂土燒製成碗形，上下兩層，在上層底部有小圓孔，洗茶時沙垢可從孔中流出。如今流行的功夫茶品飲，也常用熱水漂洗茶葉和將茶壺茶杯裡外燙熱，以使茶壺茶杯溫熱後，更能洋溢出茶香，這大概也是承襲了古人洗茶之遺風。

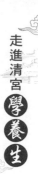

2. 沖泡

　　將洗淨的茶葉和配料放入大小適中的茶壺或蓋碗中，再沖入適量的沸水或溫水，加蓋燜泡一定時間後即可將茶湯倒出飲用，通常可以反復沖泡3~4次。俗話說，「老茶宜沏，嫩茶宜泡」，沏是指用剛煮沸的水，泡則是指用煮沸後溫度稍低的水。比如泡龍井或碧螺春等綠茶的水溫最好在80℃左右，而紅茶和普洱茶則適合用剛煮開的沸水。臨床應用的茶療複方，也最好使用沸水，這樣既能殺菌消毒，又能促進配料快速出味。

3. 煎煮

　　當配料種類比較多或是難以泡出味時，還可以使用煎煮法，清宮中的人們飲茶時一般也會選用這種方法。他們將玉泉水灌入銀壺中，用武火燒開，水沸騰時將茶團或散茶放入壺中，稍煮片刻即離火，待茶散開後再倒入茶壺或蓋碗中。飲用時，還常常在其中加入鮮奶，使香氣濃郁的茶水又增添了鮮美的奶味。此時，皇帝及達官貴人邊品嘗茶香邊觀賞自然美景，或吟詩朗朗，或揮筆作賦，其樂融融。

五、清宮茶話與現代茶療推薦

1. 慈禧妙用花茶

　　據史料記載，慈禧太后是個飲茶成癖的人，她酷愛飲用花茶，命人將剛剛採摘的鮮花摻入乾茶裡再泡入茶盅，所以飲用起來既有茶香又有花香。泡茶用的水是當天清晨特地從西郊玉泉山運來的泉水，玉泉水潔淨甘甜，沖泡出來的茶更加清香。德齡公主曾對慈禧太后的飲茶情況作過仔細觀察，她後來撰書追述往事時這樣描寫：「一個太監拿進一杯茶來，茶杯是純白美玉做的，茶托和碗蓋都是金的。接著又有一個太監捧著一只銀托盤，裡面有兩只和前一只完全相同的玉杯子，一只盛金銀花，一只盛玫瑰花，杯子旁邊有一副金筷。兩個太監都在太后前面跪下，將茶托舉起，於是太后揭開金蓋，夾了幾朵金銀花放進茶裡，太后一邊啜茶，一邊對我們說她最歡喜這種花，放到茶裡有一股特別的香味。慈禧太后從清晨起床到睡覺入定，幾乎須臾都離不開茶。出行時必有太監提火爐熱茶隨行，睡覺前飲一杯糖茶，她認為可以安神。枕頭裡也裝著茶葉，用它伴眠可以保護眼睛」。

　　如上所述，慈禧太后平日飲茶喜歡加入金銀花或玫瑰花調味，除此之外，還有菊花、梅花、桂花、茉莉花、蓮花等，人們將這種方式總結為「以花點茶」。諸如玫瑰花、菊花等前文中已經有所論述，這裡的梅花亦是一味常見的中藥。

　　梅花又稱綠萼梅。有「花中君子」的美稱，不僅具有觀賞性還

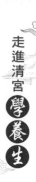
有很高的藥用價值。其性平，味酸澀，入肝、肺、胃經，具有開鬱和中、化痰解毒的功效。與柴胡、佛手、香附等同用，可治療肝胃氣滯之胸脅脹痛、脘腹痞滿、噯氣納呆等，又因本品芳香行氣，化痰散結，與半夏、厚樸、茯苓等同用，可治療痰氣鬱結之梅核氣。歷代非常出名的中成藥如梅花點舌丹、紫金錠都有白梅花的花蕊入藥。《本草綱目拾遺》中也曾論述梅花可「開胃散邪，煮粥食，助清陽之氣上升，蒸露點茶，生津止渴，解暑滌煩」。現代生活節奏快，各種身心疾病紛至遝來，心情焦慮、精神疲倦、食欲不振等情況非常普遍，所以大家也可以選用「綠梅冰糖茶」。將綠萼梅與適量冰糖用沸水沖泡飲用，可疏肝解鬱、養陰止渴。

2. 三因制宜，合理用茶

季節變化會對人體的生理活動與病理變化帶來一定的影響，因此茶療也應該順應四時變化。

不同的季節飲用不同的茶葉，春飲花茶、夏飲綠茶、秋飲青茶、冬飲紅茶，物盡其用，這也是清代宮廷養生保健的重要特徵之一。

春天宜飲花茶，因花茶性味芳香辛散，具有理氣、提神之功效，飲後令人神清氣爽，順應了春季升發的特徵。

夏天氣候炎熱，人體腠理疏鬆開泄，汗出較多，飲用綠茶可生津解渴、消暑降溫，避免出現傷津耗氣之口乾咽燥、口舌生瘡、小便黃赤、大便乾結等症狀。

秋天氣候乾燥，也會出現皮膚乾燥、口咽乾燥等秋燥的表現，飲

用青茶，取其平和之性，能夠潤喉生津、化痰下氣。

冬天氣候寒冷，易出現肢體欠溫、不耐寒冷等情況，因此應該注重禦寒保暖，此時飲用紅茶最為合適，因紅茶性溫味甘，有溫陽活血、散寒除濕的功效。

此外，一天之內在不同的時間飲茶也有不同的作用。

早晨，人體在夜間已經消耗了大量的水分，晨起喝茶可以為機體補充水分，配上喜歡的茶點做為早餐，抖擻精神，為一天的開始做準備。但是不能空腹喝茶。

晚上也不適合飲用過多的茶水，因為茶類大多都有提神醒腦的作用，若在睡前飲茶則容易導致神經興奮而失眠，從而影響了第二天的工作和生活。

下午茶多在下午三到五點之間，這個時間是工作和學習的最佳時間，此時飲茶可以緩解工作的疲勞，提高工作效率。實驗證明，下午茶還能增強記憶力和應變力。

例如很多會議在中途都會有「茶歇」的存在，想必也是看到了其中的優勢。現如今，生活節奏加快，很多人常因時間緊迫，午飯匆匆了之，於是到了下午就饑腸轆轆，這時候一杯下午茶，搭配合適的茶點，既能提神，又可充饑。尤其是長期坐在電腦前的人，飲茶不但能提神消疲，還能防輻射。對很多減肥的女性來講，下午茶既補充了營養，又不用擔心變胖，因為這時攝入的營養大部分會用來給人體提供能量，一般不會大量儲存在體內。而下午吃點東西以後，這樣晚餐就不會進食過多，從而養成一個良好的飲食習慣。

茶療還應該考慮到不同的地域環境特點。

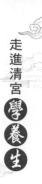

南方氣候潮濕，應多飲用清熱解毒、生津止渴的綠茶，可以適當配伍陳皮、半夏、藿香等理氣化濕之品；北方氣候偏寒冷，可多飲用性質比較溫和的紅茶或黑茶。

小故事

乾隆皇帝與叩手禮

中國是個禮儀之邦，做事有很多講究。拿倒茶來說，其中也有學問：倒茶時要先從別人開始，最後才是自己。若別人給自己倒茶，為了表示謝意應該用手指在桌上敲幾下。關於這個簡單的動作，還有一個饒有趣味的故事。傳說有一次乾隆皇帝下江南時，扮作僕人，給扮作主子的隨從倒茶。隨從受寵若驚，若是在皇宮裡，此等待遇當跪拜叩頭謝之。但在宮外又不能暴露乾隆的天子身份，於是隨從靈機一動，便發明了以上手勢代替跪拜叩頭之禮，並流傳沿襲至今。

不同體質或者不同年齡的人也應該選用不同的茶類。

青壯年：體質比較強健，平時可以選擇的茶種較多，一般不做明確的限定。

老年人：體質多偏於虛弱，宜飲用偏於中性、不溫不涼的鐵觀音或者茶性偏溫的紅茶及普洱茶，也可適當配伍枸杞子、西洋參等扶正補虛的配料。

　　經常熬夜的人：可以選用綠茶以提神醒腦、抵抗疲勞，還可以在茶中加入枸杞子，一則中和綠茶的寒涼之性，二則還能養肝明目。

　　體型較胖的人：平時應酬多、喝酒較多，可以選用普洱茶，既可消滯去膩、降脂減肥，又可溫胃養胃。

第四章
清宮調養話膏滋

　　膏滋，又稱「膏方」，是中華醫藥寶庫中一顆璀璨的明珠。一直以來，它都籠罩著一層神秘的面紗。膏方長期為宮廷享用，抑或是帝王用來賞賜寵臣，或是貴族之間作為禮物互相饋贈。而今當普通百姓逐漸認識到「冬令進補」時，膏方不僅在南方地區盛行，也慢慢傳到了北方。

　　我們在研究清宮醫案時，亦發現清代宮廷中對於膏方的應用十分廣泛，如明目延齡膏、潤肺和肝膏、扶元益陰膏、調氣化飲膏、二冬膏、資生健脾膏、清熱養肝活絡膏等等，涉及養生、防病、治病及服用方法的方方面面。本章我們就一起走近這「養在深閨人未識」的清宮膏方。

　　膏劑為中醫傳統的丸、散、膏、丹、酒、露、湯、錠八種劑型之一，有外用與內服之分，外用膏劑就是平常大家所熟悉的膏藥，它的出現比內服膏劑要早。先秦古籍《山海經》中記載了一種羊脂類藥物，用於塗擦皮膚防治皸裂，被認為是早期膏方的雛形。後來的《五十二病方》中也記載了諸如「肪膏」、「豬膏」等外用軟膏。

　　而我們這裡討論的主要是內服膏方，內服膏方同樣有著悠久的歷

史。東漢張仲景在《金匱要略》記載了大烏頭膏、豬膏髮煎。這些可以說是對內服膏方的較早記載。到了唐朝，「藥王」孫思邈在他所著的《備急千金要方》中記載了幾個「煎」，如「蘇子煎」，另有王燾《外台秘要》中記載的「古今諸家煎方六首」，與現代的內服膏方大體一致。到了宋朝，膏方「膏」逐漸代替「煎」，膏方的用途日趨廣泛，如南宋《洪氏集驗方》收載的「瓊玉膏」，沿用至今。

明清時期，膏方的發展已經十分繁榮。清宮原始醫藥檔案中的長壽醫方除了丹劑，就是膏方最多。僅《慈禧光緒醫方選議》中收錄慈禧太后的內服膏方就在三十首左右，如用於延壽的菊花延齡膏，用於補益的扶元和中膏，用於治療眼病的明目延齡膏，用於止咳化痰的二冬膏等等。另外我們上文中提到的在古代就有廣泛記載的瓊玉膏，它在清宮中亦是廣泛使用。

然而，膏方終究只是統治階級才能享受的佳品，尋常百姓因為戰爭與貧窮，有的連基本的溫飽問題都難以解決，又何談服用膏方呢。而如今，生活水準提高，健康意識的增強使人們開始追求更高層次的養生防病治病之法，於是膏方得到越來越多的關注。

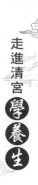

一、豐富多彩的清宮膏方

1. 雍正常服瓊玉膏

瓊玉膏方

雍正十二年　月十日，一料瓊玉膏

生地黃十六斤，搗絞取淨汁十二斤；人參細末二十四兩；白茯苓細末四十八兩，白蜜煉去滓十斤。

這就是上文中反復提到的「瓊玉膏」，在研究清宮醫案時我們發現雍正皇帝常服用此方。醫案中記載，瓊玉膏有「填精補髓，返老還童，補百損，除百病，髮白轉黑，齒落更生，行如奔馬」等神奇的作用，雖有言過其實之嫌，但也足以說明瓊玉膏具有很好的補虛作用。其中生地養陰生津、清熱涼血，白蜜補中潤肺，人參、茯苓益氣健脾，四藥共用，常用於治療氣陰不足證，症見乾咳少痰、咽燥咯血、肌肉消瘦、氣短乏力等。諸多現代藥理研究也發現，瓊玉膏在治療肺結核、哮喘、惡性腫瘤等多種慢性消耗性疾病方面有較好的療效，是集治療與抗衰延壽於一體的保健要方。在皇宮中，它還常作為給王宮

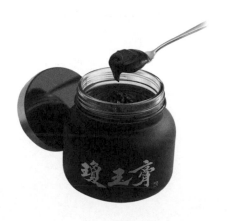

大臣的賞賜，如清宮原始醫案中所載「雍正六年十二月十六日，御藥房首領王潔、張爾泰欽遵上諭，合瓊玉膏壹料，淨得貳拾三斤貳兩。賞公瑪律賽多少斤兩，不敢擅專，謹此請旨」，足見瓊玉膏之珍貴。

2. 老年慈禧每天必用的菊花延齡膏

菊花延齡膏

十一月初四日，張仲元、姚寶生謹擬：老佛爺菊花延齡膏

鮮菊花瓣，用水熬透，去渣，再熬，濃汁少兌煉蜜收膏。

菊花延齡膏是慈禧一生中最常服用的膏方，特別在老年時更是「每天必進之」。菊花的發現和使用源遠流長，對它能夠延緩衰老的記載也有很多。《神農本草經》中把它列為上品，認為「久服利血氣，輕身耐老延年」；陳藏器在《本草拾遺》也說：「染鬚髮令黑」；《牧豎閒談》說：「真菊延齡」；《神仙傳》還記載著「康鳳子、朱孺子皆以服菊花成仙」的故事。服菊成仙雖為傳說，但這些都說明菊花早在古時就被認為有防衰延齡之效了。而菊花延齡膏由單味菊花組成，加上蜂蜜收膏，蜂蜜也是慈禧太后養生美容使用頻率最高的食品之一，其具體作用我們在慈禧養生一章中有較詳細的論述，這裡不再贅述。

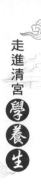

3. 老佛爺調肝和胃膏

調肝和胃膏

光緒　年五月十九日，張仲元謹擬：老佛爺調肝和胃膏

黨參三錢、生杭芍四錢、金石斛四錢、桑葉四錢、竹茹三錢、焦三仙九錢、廣木香（研）八分、枳殼（炒）二錢、橘紅（老樹）一錢五分、生甘草一錢、生於朮二錢，共以水熬透，去渣，再熬濃汁，兌煉蜜收膏，每服五錢，白開水沖服。

本方中生杭芍養血斂陰、柔肝止痛，與桑葉共用有平抑肝陽的作用，木香、枳殼、橘紅均為行氣之品，竹茹除煩止嘔，焦三仙消食化積和胃，生於朮益氣健脾、燥濕利水，金石斛益胃生津、滋陰清熱，諸藥同用，共奏調肝和胃之效，且加入黨參補益脾肺之氣，又能補血生津，全方通補兼施，動靜結合，是治療慈禧太后肝陰不足、脾胃不和的一則膏方。其實皇宮中不乏有這樣的情況，後宮嬪妃為爭寵爭位勾心鬥角，多有肝氣不舒的情況，日久化火傷陰，肝陰不足，肝陽上亢，肝木克脾土，又會導致肝鬱脾虛的情況，加之飲食滋膩，易傷脾胃，所以常常有人出現肝鬱氣滯、脾胃不和之症。現代人壓力較大，飲食又不規律，亦常有這種情況存在，恰是膏方的適用對象。

4. 慈禧安神用的五味子膏

五味子膏

光緒　年六月初八日，五味子膏

五味子八兩，水洗淨，浸半日，煮爛濾去滓，再熬似飴，少兌蜂蜜收膏。

　　本方由單味五味子組成，加入蜂蜜煉蜜收膏，處方簡單，為慈禧太后補益安神而用。五味子味酸、甘，性溫，入肺、心、腎經，功能補腎寧心、收斂固澀、益氣生津，可改善久咳虛喘、自汗盜汗、遺精滑精、久瀉不止等多種症狀。此外，本品既可補益心腎，又能寧心安神，可治療心血虧損、心神失養或心腎不交之虛煩心悸、失眠多夢等症。古籍《神農本草經》也將其列為上品，謂其「主益氣，咳逆上氣，勞傷羸瘦，補不足，強陰，益男子精。」唐代孫思邈在《千金方》中亦云「五月常服五味子以補五臟氣……六月常服五味子，以益肺金之氣；在上則滋源，在下則補腎。」現代藥理研究還發現，五味子有類似人參的作用，能增強機體的防禦能力，調節機體免疫功能，還有抗氧化、抗衰老的作用。

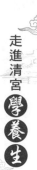

5. 光緒理脾養胃除濕膏

理脾養胃除濕膏

光緒十年二月二十三日，范紹相、鐘齡、全順謹擬：皇上理脾養胃除濕膏

黨參二錢、於朮（炒）三錢、茯苓三錢、蓮肉三錢、薏苡仁（炒）三錢、扁豆（炒）三錢、藿梗一錢五分、神曲（炒）二錢、麥芽（炒）三錢、陳皮一錢五分、廣砂（研）一錢、甘草八分，共以水熬透，去渣，再熬濃汁，少加煉蜜，成膏。每服二錢，白開水沖服。

　　本方由參苓白朮散加減化裁而來，加入神曲、麥芽消化食積、健運脾胃，加入藿梗化濕和胃，以防滋膩。這則膏方藥性中和，通補兼施，動靜結合，用於治療光緒皇帝脾胃虛弱、飲食不消的病症。眾所周知，皇宮中的帝后嬪妃喜食肥甘厚味，常有飲食積滯、脾胃虛弱的情況存在，本方益氣養胃、健脾除濕，正適合這一特點，故而常用。現代人生活水準提高，飲食結構也發生了變化，越來越多的大魚大肉進入了普通百姓每日的飲食中，所以這一類型的方劑亦適合於大眾服用。

6. 慈禧常用的二冬膏、梨膏

二冬膏、梨膏

光緒二十五年八月三十日，謙和傳熬二冬膏、梨膏

天冬八兩、麥冬八兩水熬去渣，加川貝麵二兩，煉蜜收膏。

鴨梨去核二十個，取汁，兌煉蜜收膏。

　　二冬膏以天冬、麥冬為主藥，治療肺胃燥熱、痰熱咳嗽之症，天冬與麥冬功效相似，既能滋肺陰、潤肺燥，又能清肺熱，加入貝母清熱化痰、潤肺止咳，鴨梨潤燥生津，共奏消痰潤肺之功，可治療乾咳久咳、咽喉乾燥、痰中帶血等症狀。方中天冬可滋腎陰、益胃生津，麥冬也可養心陰、清心熱，所以該方久服也有補益之功，慈禧太后常服用此方。

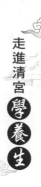

二、膏方的製作方法

　　浸泡：先將配齊的藥檢查一遍，把膠類藥、人參、冬蟲夏草等貴重藥物揀出另放，然後把其他藥物放入有蓋容器中用冷水浸泡，令其充分吸收膨脹，稍後再加水，以高出藥面15公分左右為度，可浸泡24小時。

　　煎煮：先用武火煎煮藥物，待煮沸後改用文火，保持微沸，過濾取出藥液，藥渣續加冷水再煎，第二次加水量以浸沒藥材即可，如法反復煎煮三次，合併藥液，四層紗布過濾三次，祛除藥渣。注意在煎煮的過程中不能使用鐵器、鉛器，因為鐵經加熱後會與中藥發生化學反應而影響藥物的作用。

　　濃縮：將上述藥液再用武火煮沸，文火熬製，使藥物濃稠。在煎煮的過程中，應及時攪拌以防止其燒焦或融合成塊。至藥液成稠膏狀，用竹筷取藥液滴於乾燥皮紙上，以滴膏周圍不見水跡為度，謂之清膏。此外，如用人參、西洋參、冬蟲夏草、珍珠、川貝母、參三七等貴重藥品，應另外小火濃煎取汁兌入，亦可將其研成極細粉末，於收膏時調入，可防止浪費，更好地發揮藥效。

　　收膏：將到收膏時，將膠類藥物先用黃酒烊化，以去其腥氣，並與適量的糖、蜜一起放入原先所煮的藥汁中，用小火熬煮並不斷用筷子攪拌和勻，至「滴水成珠」則膏成。

小知識

膏方之「葷素」

內服膏方有「葷膏」與「素膏」之分。「葷膏」是指在膏方的配伍中選用了阿膠、龜板膠、鱉甲膠、鹿角膠等動物來源的膠來收膏的膏劑。「素膏」則不採用動物來源的膠，而是使用糖或蜜來收膏，所以也被稱為「糖膏」或「蜜膏」。

縱觀清宮醫案中的膏方，大多是「煉蜜收膏」及「兌冰糖為膏」，如潤肺和肝膏、調肝和胃膏、理脾調中化濕膏、菊花延齡膏等都是煉蜜收膏，扶元和中膏則是兌冰糖為膏。也有冰糖與蜜同用的，如滋陰抑火化濕膏、止渴抑火化濕膏。以動物膠收膏的相對較少，如扶元益陰膏中就加入了鹿角膠。

儲藏：以前儲藏膏方都用好的瓷器或者石器，清宮醫案中記載膏方多儲存於「磁器」中，如上述瓊玉膏的煎煮和儲藏都是在「磁缸」中，還有調氣化飲膏「磁器盛之」、資生健脾膏「磁罐收盛」，這裡的「磁」同「瓷」，指的就是瓷器。現在多使用玻璃器具。需要注意的是，不可用金屬容器存放，以防發生化學反應。膏汁裝瓶應待完全冷卻後再加瓶蓋。可置紫外線下消毒後放置一夜，然後放入冰箱中冷藏，以利較長時間保存。

在這裡要提醒大家的是，膏方的製作比較複雜，有特定的程序，嚴格的操作過程，為了達到預期效果，一般不提倡自製。如今有專門製作膏方的藥房，成品以後包裝好再分發給患者，服用還是十分方便的。

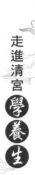

三、簡單膏方在家製

1. 川貝雪梨膏

組成：雪梨5個、川貝母10克、生薑20克、大棗100克、冰糖150克、蜂蜜100克。

做法：先將梨去皮核切成塊放入攪拌器中打成梨漿，生薑切成小碎塊，紅棗去核，川貝母砸碎，混合後倒入鍋中，最好用砂鍋；大火燒開，小火煮半小時，用漏勺撈去鍋中的渣滓；再放入冰糖小火熬到黏稠，然後關火。煮好的雪梨膏晾涼後再倒入蜂蜜攪拌均勻，放入乾淨的瓶中冷藏儲存。

功效：潤肺止咳、生津利咽。

適宜人群：適用於易咳嗽、感冒、口渴咽乾者。脾胃虛寒患者慎用。

2. 安神助眠膏

組成：百合100克、合歡皮50克、茯神50克、蓮子心20克、紅棗30枚、阿膠100克。

做法：先將百合、合歡皮、茯神、蓮子心浸泡3個小時；將100克阿膠切碎後，用適量黃酒將其浸泡3個小時以化開；將所有藥材加水煎煮一個半小時，同時將浸泡著的阿膠放入蒸鍋中蒸1小時。將煎煮好的藥湯倒出來，靜置30分鐘，將沉澱好的藥渣去除後再次倒入砂鍋裡燒開，然後把阿膠放進去，最後再加入

蜂蜜不停攪拌，等到黏稠時即可。

功效： 養心安神、清熱養陰。

適宜人群： 適用於失眠、煩躁者，貧血患者亦可服用。脾胃功能虛弱者慎用。

3. 健脾膏

組成： 黨參60克、茯苓60克、白朮30克、桔梗30克、砂仁20克、木香30克、陳皮45克、神曲40克、炒麥芽40克。

做法： 將上述藥物放入水中煎煮三次，每次煎出300毫升藥液，沉澱過濾後合併濾液，將合併好的濾液放入砂鍋中文火煎煮1小時左右以濃縮藥液；然後加入200克蜂蜜，加蜂蜜時需不停攪拌藥液，直到藥液黏稠即可。

功效： 溫運脾陽、行氣止痛。

適宜人群： 適用於脾胃功能虛弱，食欲不振，大便稀溏者。陰虛燥渴者慎用。

4. 疏肝解鬱膏

組成： 玫瑰花100克、柴胡90克、黃芩100克、桔梗60克、桂枝100克、旋覆花60克、厚樸100克、茯苓150克、鬱金100克、香附100克、龜板膠100克、鹿角膠100克。

做法： 先將龜板膠、鹿角膠一起加入200毫升水中，放入蒸鍋蒸熟烊化；同時將其他藥物放入水中煎煮兩次，每次煎出300毫升藥

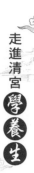

液；然後將藥液與烊化好的龜板膠、鹿角膠混合均勻，放入
砂鍋中熬煮1小時左右。放溫後加入蜂蜜和勻，然後將藥液冷
卻，裝入潔淨乾燥的器皿中待用。

功效：疏肝理氣、解鬱寬中。

適宜人群：適用於情志抑鬱或急躁易怒、脅肋脹痛或婦女下腹、乳房
脹痛者。脾胃功能虛弱者慎用。

5.滋陰補腎膏

組成：熟地200克、生地200克、山藥100克、山萸肉100克、丹皮
100克、茯苓100克、炒白朮100克、桂枝100克、黨參100
克、五味子100克、枸杞子100克、龜板膠100克、鹿角膠100
克。

做法：做法和「疏肝解鬱膏」基本一致。先將龜板膠、鹿角膠加入
200毫升水中，放入蒸鍋中蒸熟烊化；同時將其他藥物放入水
中煎煮兩次，每次煎出300毫升藥液；然後將藥液與烊化好的
龜板膠、鹿角膠混合均勻，放入砂鍋中熬煮1小時左右。放溫
後加入蜂蜜和勻，然後將藥液冷卻，裝入潔淨乾燥的器皿之中
待用。

功效：滋陰補腎、健脾溫陽。

主治：適用於腰膝酸軟、耳聾耳鳴、失眠多夢、遺精盜汗者。本方滋
膩，有礙消化，消化功能欠佳者慎用。

四、清宮膏方的服用時間

1. 冬令進補，御醫用膏有講究

從清宮醫案中御醫所開處方的時間上可以看出，很多膏方是在冬季，例如菊花延齡膏、養陰育神安眠膏、滋陰抑火化濕膏是在十一月，瓊玉膏、止渴抑火化濕膏是在十二月。當然，這也與當時的歷史環境有關，古代科技沒有如今發達，沒有便捷的冷藏設備，只能在天氣較冷的時候製作膏方，才能更好的儲存以防黴變。

按照中醫傳統的「天人相應」觀點，認為「冬主封藏」，所以很多時候都說冬季是服用膏方的最佳時間。冬季以後萬物收藏，陽氣內斂，適合進補。正如《黃帝內經》中所說：「冬三月，此謂閉藏，冰凍地坼，無擾乎陽，早臥晚起，必待日光，使志若伏若匿，若有私意，若已有得，去寒就溫，無泄皮膚，使氣亟奪，此冬氣之應，養藏之道也……」意思也是說在冬季應遵循「養藏」之道，是進補的時節。

現代醫學也認為，冬季氣候寒冷，人體為適應外界漸冷的氣候變化會作出相應的生理性調整，血液在消化道的分佈增加，消化腺、消化酶分泌增多，因而消化功能增強，食欲變得旺盛，膏方容易被人體吸收。同時，身體要想抵禦寒冷的氣候就需要更多的熱量，這時進補膏方，補充了能量，把營養藏於體內，同時代謝降低，消耗減少，到了春季，就會精神抖擻，身強體壯。俗話說：「補在三九」、「冬令進補，春天打虎」，說的也是這個意思。

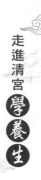

2. 四季皆宜，御醫用膏不拘泥

　　然而，清宮醫案中的膏方也不是只集中在冬季，而是每個季節都有，例如正月的清肝滋脾化痰膏、二月的養陰理氣膏、三月清熱養肝活絡膏、四月理脾調中化濕膏、五月調肝和胃膏、六月五味子膏、七月扶元益陰膏及明目延齡膏、九月潤肺和肝膏、十月加味二冬膏等等，可見御醫也並未拘泥於冬季，而是辨證施治，因時而異。

　　中醫進補，四季皆宜。萬事萬物在一年四季各有自己的吸收、消耗、收藏之平衡，應該順應時節氣候的變化，而不是局限在一時一季進補。膏方的服用時間需要根據病人的體質、季節的變化、地理環境等因素，做到因人、因時、因地制宜。還要根據患者的病情決定，以治療為主的膏方可視病情需要，根據不同時令特點隨季節處方。而且，有些疾病（如慢性支氣管炎、哮喘等）好發於冬季，此時病邪亢盛，一般不宜進補；而在夏季時，這些病的病情常處於暫時穩定的階段，反而是進補的好時機，即所謂「冬病夏治」。尤其是如今科技發展，膏方的儲存更加方便，並且很多藥房在一年四季均可加工膏方，這就為膏方的應用提供了更加便利的條件。

　　簡而言之，運用膏方在冬季進行滋補只是膏方使用的一個方面，而另一方面，膏方不但可以養生防病，還可治病以及進行病後調理，膏方的使用應做到因人、因時、因地制宜。

五、膏方的服用方法

1. 開路方

服膏方之前要先服「開路方」，不可貿然使用膏方。門診常有患者第一次來看病就要開膏方，我便告訴他不能急於求成，不可盲目的使用膏方，必須要先服用「開路方」。膏方比較滋膩，容易礙脾生濕，影響脾胃的運化功能，等先用開路方調理好脾胃之後，讓其有一定的承受能力，為消化吸收創造有利的條件，方可使用膏方。而且只有服用一段時間開路方之後，觀察病人服藥以後的反應，才能知道醫生的辨證思路是否正確，並根據患者服藥後的情況對所用藥物做出調整，這樣配出的膏方才可安全有效的長期服用。

2. 服用方法

空腹服用：膏方通常在空腹時服用，每日兩次，也可在開始服用時一日一次，待適應一段時間後再改為一日兩次，用量以每次一湯匙為準。

選擇在空腹時服用是因為膏方多為滋膩補益藥，空腹服用可使藥物迅速入腸，從而保持較高的藥物濃度並較快發揮藥效，《神農本草經》所謂「病在四肢血脈者宜空腹而在旦」亦有此意。

因病制宜：倘若是用於調理胃腸道疾病的膏方或者空腹服用容易

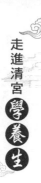
引起腹部不適或食欲下降者，則應把服藥時間放在飯後30分鐘到1小時左右。如果是用來治療失眠的膏方，則宜選在睡前30分鐘到1小時服用。此外，如果在服用膏方時感受外邪，出現惡寒、發熱、咳嗽或腹痛、腹脹、嘔吐、泄瀉等症狀時，則宜暫時停止服用，以免滋膩太過助長邪氣而「閉門留寇」。

　　一般來講，膏方在服用時常用的有三種方法：調服、沖服或噙化。從清宮醫案中的記載來看，宮廷中服用膏方的方法以沖服為最多，我們在膏方處方的最後常會看到「白開水沖服」或「開水化服」這樣的字眼，也有用酒調服的，例如瓊玉膏中就記載著「每取一二匙酒調服」。

　　調服是指把黃酒、水或適當的湯藥加入膏方中，用碗或其他容器隔水燉熱，調勻後服用。

　　沖服則是將白開水沖入適量的膏方中攪勻，使之溶化後服用。

　　噙化亦稱「含化」，是將藥膏含在口中，讓藥在口中慢慢溶化後嚥下。

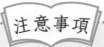

注意事項

為了更好的發揮藥效，服用膏方時應忌吸煙、飲酒，且不宜喝咖啡、可樂等含有咖啡因的飲料，少食油膩、海鮮、辛辣及不易消化的食物；如屬陽虛有寒者應忌生冷飲食，如陰虛火旺者應忌辛辣刺激性食物，如哮喘患者應忌蝦蟹腥味。

同時，建議膏方最好不要剩到下一年吃，因為膏方一般是現製的，未添加過防腐劑，用藥時間又比較長，儘管時值冬季，如果存留時間過久也會發生黴變，吃了反而對身體不利。平時儲存時應放在陰涼、乾燥通風的地方，或放在冰箱中儲存更佳，但是最好在當季吃完。在每天服用膏方時，應放一個固定的湯匙，以免把水分帶進容器中而造成發黴變質。

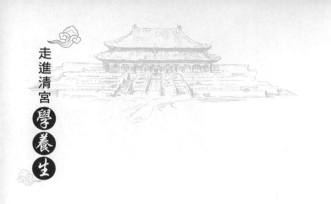

走進清宮
學養生

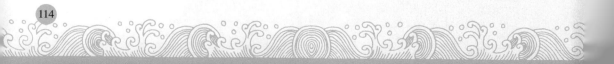

第二篇 疾病調理篇

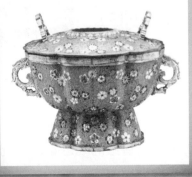

第五章

眩暈

眩暈對現代人來講並不陌生，很多人有過眩暈的感覺，很多疾病也會導致眩暈，與此相似，清宮之中眩暈亦為常見疾患。通過對清宮原始醫案的研究，我們發現，有四類相對典型的眩暈，且各有不同的代表患者。

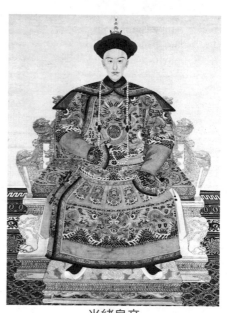

光緒皇帝

光緒皇帝、太監李蓮英、小德張、隆裕皇太后，他們或由陰虛陽亢、夾痰夾濕而致，或由體形肥胖、痰濕留滯而成，或因脾氣急躁、肝陽上亢導致，抑或是處於我們現在熱議的更年期狀態，涉及老年、青年、更年期不同年齡段。這些人為什麼會出現眩暈，所導致的眩暈有何不同，御醫如何調治，對我們調治現代人眩暈又有何借鑒意義？今天我們就推開清宮原始醫案的大門，逐一探討其中的秘密。

第一節 老年人之眩暈

清宮醫案

　　七月初八日，莊守和請得皇上脈息左關沉弦，右寸關沉滑。脾腎不足，肝胃飲熱薰蒸，以致動則頭暈，有時作疼，胸脊串痛，腿膝酸軟。謹擬益氣養陰清眩之法調理。

　　洋參（研）二錢、茅朮（炒）一錢五分、雲苓三錢、廣皮一錢、全當歸三錢、杭芍（酒炒）二錢、川芎一錢、甘菊花二錢、乾地黃三錢、荊穗八分、桑葉三錢、甘草八分

　　引用薄荷六分

　　在研究清宮醫案的過程中，我們發現許多人都有頭暈的問題，其中一個典型的患者就是光緒皇帝。光緒皇帝除了頭暈外，還伴有胸脅不適、乏力、心中時有懊惱（心煩）、心下作悸（心慌）、眠差、穀食消化不快（腹脹）、口乾作渴、耳鳴、腰膝酸軟等症狀，這與我們現代臨床上常見的兼夾症狀紛繁的老年眩暈高度相似。因此御醫治療光緒皇帝眩暈的經驗，對於我們今天臨證治療老年眩暈有重要的借鑒意義。

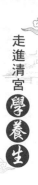

一、為什麼說年輕的光緒帝得的是老年病？

1. 光緒皇帝眩暈的原因

先天不足，後天失養：通過對清宮醫案的研究，我們發現，除了眩暈以外，還有一種病也困擾著光緒皇帝，那就是遺精。光緒三十三年其自書之起居注稱：「遺精之病將二十餘年，前數年每月必發十數次，近數年每月不過二、三次，且有無夢不舉即自遺泄之時。冬天較甚。」可知其十六、七歲已開始患有此症，至十九歲成親時，仍然沒有得到改善，已經是老毛病了。中醫講腎為「先天之本」，具有貯存、封藏腎精而防止其無故流失的功能。若腎氣虛衰，藏精功能減退，導致精液無故流失，則會出現遺精等病。腎精足則腎氣充，反之腎精虧則腎氣衰，故長期的遺精又會導致腎臟虛弱，如此循環往復，正是導致光緒帝身體日漸衰弱的重要原因。因此這裡的遺精應屬於先天不足、腎精虧虛。又因腎為先天之本，主藏精生髓，而腦為髓之海，若腎精虧虛，則髓海不足，故不能充養腦竅而致眩暈。

此外，光緒帝四歲入宮，面對宮中繁瑣的禮節，慈禧的訓斥，沒有親生父母照顧，飲食起居更是缺少悉心照料。《滿清野史》中曾記載：「皇上每日三餐，其飯食有數十種，擺滿桌案，可離皇上稍遠的飯食，大都已臭腐，接連數日不換，靠近皇上的飯食雖然並未臭腐，可經多次加熱，已不能可口。」小兒本身脾胃功能比較弱，加之失於調養，導致脾胃運化功能失調。中醫認為，脾胃為「後天之本」、

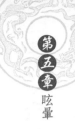

「氣血生化之源」，若脾胃運化功能失調，則氣血生化乏源，不能上榮腦竅，腦竅失養則發為眩暈。由此可見，光緒皇帝的眩暈是「先天」與「後天」共同影響而導致的。

肝鬱氣滯，夾痰夾濕：熟悉清朝歷史的人都知道，光緒皇帝被認為是個「充滿悲劇色彩的人」。他四歲登基，起初由慈安、慈禧兩宮太后垂簾聽政，18歲親政後也只是名義上的皇帝，實際的大權仍掌握在慈禧太后手中。後來實行變法，以失敗告終，被慈禧囚禁，後鬱鬱而終，去世時僅38歲。中醫認為，肝在志為怒，「鬱怒傷肝」，可想而知光緒帝長期的情緒壓抑、心情抑鬱，自然造成肝氣不舒，這是導致其眩暈的重要原因。又因光緒皇帝平素脾胃虛弱，且肝鬱日久亦可傷及脾胃，脾胃虛弱則運化水液的功能失常，日久導致水濕痰飲等病理產物在體內積聚，形成「肝鬱氣滯、夾痰夾濕」的病理變化，導致眩暈。

2. 老年眩暈的主因

許多老年人年輕時生活條件較差或不注重調養，加之年老體弱，腎氣虧虛自然存在。另外，中醫講「年過半百而陰氣自半」，隨著年齡的增長，老年人臟腑功能日漸衰弱，肝臟也不能貯藏充足的血液，不能發揮正常的疏泄功能，加之其他社會與家庭因素的干擾，對各種刺激的接受能力不如青壯年，較易發生情緒波動而誘發疾病。

正如《老老恆言》所說：「老年肝血漸衰，未免性生急躁，旁人不及應，每至急躁益甚」。由此可見陰虛陽亢、肝氣鬱滯等情況在老

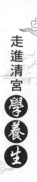

年人中非常普遍。如今隨著生活水準提高，越來越多的「肥甘厚味」（就是中醫所說的「膏粱厚味」，一般指非常油膩、甜膩的精細食物或者味道濃重的食物）被擺上人們的餐桌，《黃帝內經》云「飲食自倍，腸胃乃傷」，意思是說如果飲食的量過度超出日常的食量需要時，就會傷及脾胃，而當脾胃運化功能失調時，痰濕聚於體內，久而久之，就形成了與光緒帝類似的「陰虛陽亢，夾痰夾濕」之眩暈。

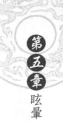

二、風火痰瘀虛，眩暈表現各不同

　　中醫認為風、火、痰、瘀、虛都能導致眩暈。像光緒皇帝的眩暈以陰虛陽亢為主，但是症狀複雜，兼夾有肝風、痰濕的問題。臨床上風、火、痰、瘀、虛致病都有不同的臨床表現，如下所示：

　　風作眩暈的表現：頭暈、心煩易怒且遇煩勞鬱怒而加重，口苦，脈弦。

　　火作眩暈的表現：眩暈多伴有頭部脹痛、目赤、口苦口乾、顏面潮紅、舌紅苔黃。

　　痰作眩暈的表現：頭昏沉如裹、晨起噁心反胃、舌苔白厚膩、大便黏膩不爽。

　　瘀作眩暈的表現：眩暈或伴有頭痛，唇舌紫暗或舌有瘀斑。

　　虛作眩暈的表現：眩暈久發不癒，多夢、健忘、腰膝酸軟、耳鳴。

　　它們可單獨致病，亦常兼夾致病，尤其是風火相兼致病，因中醫講「諸風掉眩，皆屬於肝」，指出各種表現為抽搐、眩暈的風證，多屬於肝的病變，而火作眩暈時也多為肝火旺盛、肝陽上亢而導致的，所以在臨床上兩者兼夾致病十分常見。當然，其他病理因素也常常共同作用導致眩暈，比如痰瘀互結、風痰相兼等，所以如果出現不適，應及時就醫，在醫生的辨證下合理用藥。

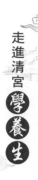

三、眩暈有危險嗎？

當頭暈敲響警鐘

不久前一位鼻青臉腫的老人來就診，只見他胳膊上還固定著夾板，落座一問，才得知，幾天前，這位老人從家中的廁所出來時，突覺天旋地轉、眼前發黑，繼而栽倒，摔成這樣。細細詢問，該病人說以前也常頭暈，但總覺得無關緊要，只因這次摔倒，才發覺事情的嚴重性。

萬幸的是，這次沒有摔到頭部等重要部位，但是摔倒的背後卻隱藏著不可忽視的險情：若摔到頭部則容易導致頭部硬膜下出血，若導致脊椎等重要部位的骨折則容易引起一系列併發症，甚至有可能導致死亡。所以說頭暈雖然事小，但可能關乎生命。

現代醫學認為導致頭暈的原因有很多種，例如腦血管病、血壓偏高或血壓偏低、心律失常、耳部疾病、頸椎病、貧血……而對於一些長期反復發作眩暈的老年人來講，主要還是從以下幾個方面考慮：貧血、血壓偏高或血壓偏低、頸椎病、腦缺血、快速型或緩慢型心律失常、冠心病等，其中高血壓引起的老年人眩暈佔有很大的比例。因此，反復發作的眩暈，需要引起足夠的重視，應該及時明確診斷、對症治療，否則會加重病情，有的甚至會危及生命。

四、年輕人頭暈同樣可怕

你「未老先衰」了嗎？

我曾經遇到過這樣一位患者，他看似十分壯實，然而其面色偏暗，看起來50多歲，其實僅有42歲，近三年內就患過兩次腦梗，就診時仍有言語不利等後遺症。

這位患者說早就知道自己血壓高，但覺得自己年紀尚輕，所以並未重視，更沒有服藥，沒想到得了腦梗，最終嚴重影響了自己的日常工作和生活。就診時，觀其舌質較紅，舌苔厚膩，體型偏胖，卻又容易疲乏，考慮其屬於我們這裡講述的典型的陰虛陽亢，又夾痰夾濕。

這位患者病情與光緒皇帝類似，可說是一個典型「未老先衰」的患者。現實中，這種情況並不少見。近年來，許多慢性病如高血壓、糖尿病、心腦血管疾病的患病人群都呈現出年輕化的趨勢，40~45歲的男性患者人數日益增多。總結其原因，除了極少部分患者有家族性遺傳因素外，大部分都與不良的飲食、生活習慣有關，包括高鹽、高脂肪食物的攝入，不健康的生活方式如吸煙、飲酒、熬夜等。此外精神壓力大、情緒緊張也是引發這些疾病的重要原因。

在職場競爭日趨激烈的環境下，中青年普遍忙於加班或應酬，工

作之餘時間被加班、家務和社會交際所佔據，精神長期處於緊張和應激狀態，加上焦慮、抑鬱等負面情緒的侵擾，容易造成內分泌紊亂，導致各種慢性疾病「盯」上年輕人。因此，這種年輕人的眩暈亦可從老年人眩暈的角度辨證施治。

小知識

眩暈是高血壓患者十分常見的症狀，兩者關係密切。對於高血壓的診斷，目前我國採用的血壓分類和標準如下表所示：

類別	收縮壓（mmHg）	舒張壓（mmHg）
正常血壓	<120	<80
正常高值	120~139	80~89
高血壓	≥140	≥90
1級高血壓（輕度）	140~159	90~99
2級高血壓（中度）	160~179	100~109
3級高血壓（重度）	≥180	≥110
單純收縮期高血壓	≥140	<90

如患者的收縮壓與舒張壓分屬不同的級別時，則以較高的分級標準為準。但並非一次測得血壓升高就診斷為高血壓，通常以非同日測量兩次或兩次以上均符合高血壓標準時方可診斷為高血壓。並且測量血壓時應處於靜息狀態，一般需測量三次後取平均值作為當次血壓值。

第二節　肥胖人之眩暈

清宮醫案

　　光緒二十八年四月初十日，全順、忠勳看得總管脈息左關稍弦，右寸關沉滑。脾熱未清，轉輸較慢，胃氣不和，食後胸膈不爽，有時頭悶，腹中微脹。今議用調脾和胃化濕飲調治。

　　杭芍（炒）二錢、橘紅（老樹）一錢、茯苓三錢、金石斛二錢、桑葉三錢、菊花三錢、薏苡仁（炒）三錢、焦三仙六錢、炙香附五分、半夏曲（炒）一錢五分

　　引用竹茹三錢

　　相信大家對李蓮英都不陌生，他是晚清時期最有權勢的太監，依仗慈禧的寵信，作威作福，聲勢顯赫。當其炙手可熱時，內而妃嬪宮監，外而王公大臣，概多仰承其鼻息，受其轄制，為晚清歷史舞臺上著名人物之一。我們在研究清宮醫藥檔案時發現，李蓮英脈案保存得相當完整，

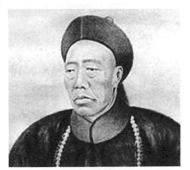

李蓮英

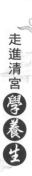

從而亦可佐證其在宮中之特殊地位與擅權之情況。通過對李蓮英脈案的分析，發現他也常常苦於頭暈，時有頭昏、頭脹、頭悶等不適。

然而，他的頭暈與光緒帝之頭暈大相徑庭。從病機上講，光緒皇帝偏老年眩暈肝腎不足之表現，動則頭暈，伴有腰膝酸軟、失眠多夢、耳鳴等症狀；而李蓮英之頭暈則多表現為頭昏沉、頭目不清醒、頭重如裹（頭部感覺像是戴著帽子一樣），還伴隨有食欲不振、乏力、身重、噁心、腹脹、泄瀉等表現，推測他屬於典型的痰濕體質。

一、痰濕體質的特點

1. 體形面色：體形肥胖，腹部肥滿而鬆軟，四肢浮腫，按之凹陷，面色淡黃而暗，眼泡微浮腫。

2. 頭身：口中粘膩或發甜，痰多，口唇色淡，關節疼痛重著。

3.飲食：不想喝水，喜食肥甘甜黏。

4.睡眠：嗜睡，睡覺易打鼾。

5.二便：大便次數常多，不成形，多發黏。

6.舌象：舌體胖大，舌苔白膩或黃膩，舌邊常有齒痕。

7.脈象：脈濡而滑。

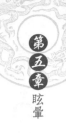

二、御醫如何調治此類眩暈？

　　根據其病因病機，御醫以調脾和胃化濕為基本大法，選用杭芍、橘紅、茯苓、金石斛、桑葉、菊花、薏苡仁、焦三仙、炙香附、半夏曲等。方中應用半夏、茯苓、橘紅，取中醫化痰名方二陳湯之意。二陳湯燥濕化痰，理脾止嗽，為「治痰之通劑」，主治濕痰證，症見咳嗽痰多，色白易咯，噁心嘔吐，胸膈痞悶，肢體困重，頭眩心悸等。清代醫家徐靈胎常用之以「治肥盛之人痰濕為患，咳嗽脹滿」（《蘭台軌範》），原始清宮醫案中記載李蓮英的醫案中常用之，頗有驗效。另外考慮其「胃經稍有鬱熱」，於是加用桑葉、金石斛等滋養胃陰以和胃清肝。

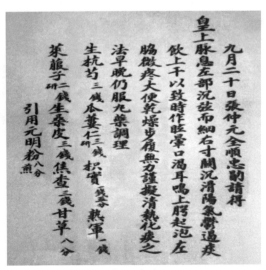

宮廷處方

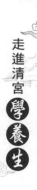

三、現代臨床治療此類眩暈的常用方劑

對於痰濕型眩暈的治療，清程鐘齡《醫學心悟》中有一張名為「半夏白朮天麻湯」的方子，這個方子也是二陳湯加減變化而來的，我在總結已故的經方大師岳美中教授的臨證經驗時就發現，他非常喜歡用這張方子，並且在晚年自己有眩暈症狀時，也頻頻使用此方調理。該方切中病機，用之臨床，每獲顯效。

半夏白朮天麻湯

組成：半夏一錢五分，天麻、茯苓、橘紅各一錢，白朮三錢，甘草五分

用法：生薑一片，大棗二枚，水煎服

功效：化痰熄風，健脾祛濕

主治：風痰上擾症。症見眩暈、頭痛，胸膈痞滿，噁心嘔吐，舌苔白膩，脈弦滑。

方中半夏燥濕化痰，降逆止嘔。天麻平肝熄風，而止頭眩，兩者合用，為治風痰眩暈頭痛之要藥；白朮、茯苓健脾祛濕，可助脾胃運化以治療痰濕；橘紅理氣化痰，氣順則痰消；佐以甘草調和諸藥，煎加薑、棗調和脾胃，生薑兼制半夏之毒。全方以化痰熄風治標為主，以健脾祛濕治本為輔，風痰並治，標本兼顧，為治風痰眩暈、頭痛的常用方。

第三節 急脾氣人之眩暈

清宮醫案

六月初六日，李崇光診得總管脈息左關弦數，右寸關滑而近數。肝胃濕熱蒸灼上焦而成，以致身肢酸倦，胸脅不爽，頭目迷悶。今用平肝清熱化濕之法調治。

蔓荊子（炒）三錢、甘菊花三錢、桑葉三錢、薄荷一錢五分、酒膽草二錢、青皮二錢、檳榔（炒）三錢、枳殼（炒）一錢五分、焦茅朮一錢五分、赤苓三錢、木通二錢、瓜蔞皮三錢

引用益元散三錢，煎

這則醫案中所指的「總管」，是中國清朝末代太監總管，權傾一時的「小德張」。

小德張從最底層的小太監一路走到太監總管，長期壓抑自己的情緒，等到位高權重之時，脾氣也變大了，看誰都不順眼，常常易被激怒。中醫認為，肝主疏泄，調暢情志，長期的心情抑鬱導致肝氣失於疏泄，鬱結不舒。反之，肝鬱氣滯又會影響情志的調暢，久而久之，肝鬱化火，則使之情緒常常波動，愛發脾氣。又《黃帝內經》指

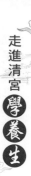

出「諸風掉眩，皆屬於肝」。這裡的「眩」是指頭暈目眩，這句話的意思在前文中已經簡單講述，是指諸如肢體抽搐、動搖不定、頭目眩暈，視物旋轉等與風性特點有關的病症，大多與肝有關。所以肝氣不舒時會發脾氣，出現眩暈，中醫稱之為「肝陽上亢」。

雖然都是頭暈，但此類型的頭暈與前兩節所說的頭暈還是有明顯區別的，症狀上主要表現為頭目發脹，頭暈，頸項部僵硬疼痛。除了頭暈以外，還常自覺心煩急躁、口乾口苦、面紅目赤等。並且這種眩暈多在情緒激動時或之後症狀發作或加重，常起病較急。

御醫治療此類眩暈也有妙招，他們針對「肝陽上亢」的病機，以「清熱平肝」為基本大法。選用菊花、桑葉、薄荷、青皮等清肝、平肝、疏肝類藥物，輔以通腑降滯，常可取得較好的療效。

對容易著急的朋友，日常調理我們推薦調壓桑菊茶。

調壓桑菊茶

組成：菊花5克、桑葉3克、枸杞子5克
做法：將上述三味藥，根據個人水杯大小，適量放入杯中，開水沖服
即可飲用。或先將其入沸水中煎煮3~5分鐘，去渣留汁飲用。
功效：平抑肝陽、清肝明目

菊花，中醫認為能平抑肝陽，對於眩暈的朋友，我們推薦用白菊花，效果比較好。在研究清宮醫案時，我們發現慈禧日常非常喜歡服用治療「目赤頭旋」的菊花延齡膏，就是單用菊花，突出清肝明目的功效。桑葉，是桑科植物桑的葉，性寒，味苦、甘，歸肺、肝經，中

醫認為其具有疏風清熱、清肝明目、清肺潤燥等功效。現代藥理證實桑葉有降糖、降壓、降脂的功效。現代很多長期伏案工作的人們，容易用眼過度，其中的枸杞子就可益精明目，還能滋補肝腎，藥理研究其對降壓、調脂亦有好處。值得注意的是，不是所有的人都適合長期服用菊花茶，因菊花性偏涼，故體虛、脾虛、胃寒及平素容易腹瀉的人不宜飲用或可適量飲用。

溫馨提示

通過積極的藥物控制，生活方式調整，情緒改善，高血壓是可以逆轉的。因此及早發現、及早治療意義重大。同時血壓隨季節、晝夜、情緒等很多因素的變化而有波動。一般情況下，冬季因天氣寒冷血管容易收縮，而夏季氣溫較高，血管較冬季更為擴張，因此冬季血壓往往較夏季高。血壓還有明顯的晝夜波動，一般夜間血壓較低，而清晨往往有一個血壓高峰。此外，有時因情緒激動、氣溫驟變或突然停服降壓藥等因素，血管容易發生強烈痙攣而導致血壓急劇上升，出現危急症狀，所以高血壓患者應避免情緒過於激動或突然停藥等情況，以免病情加重。

此外，陶弘景六字訣中的「噓」字訣可疏肝行氣，配合相應的動作，對某些急脾氣人的眩暈有一定的作用。六字訣，其實是一種長息法。陶弘景在他的《養性延命錄》中說：「凡行

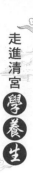
氣，以鼻納氣，以口吐氣，微而行之名曰長息。納氣有一，吐氣有六。納氣一者謂吸也，吐氣六者謂吹、呼、嘻、呵、噓、呬，皆為長息吐氣之法。」

「噓」字訣的功法要點是要保證聲音低沉、有穿透力，並使胸腔和腹腔共鳴。配合動作：直立，雙腳分開，與肩同寬，掌心向上，置於腰間。身體向左轉的同時右掌緩緩伸向左上方，伸掌的同時發「噓」字音，伸掌至高度與肩平齊，眼睛望向左側，兩腿不動，身體轉正，右掌收回。而後再向右轉，伸左掌，同時發「噓」字音，左掌收回，身體轉正。每日可做兩次，每次可重複5～6下。

第四節 更年期人之眩暈

清宮醫案

宣統元年正月初九日，張仲元、忠勳請得皇太后脈息左關弦而近數，右關尺滑數。氣道欠和，濕熱鬱滯。以致脅胯酸脹，項背筋脈酸痛，胸悶口渴，有時噁心頭眩。

醋柴胡一錢五分、制香附二錢、延胡索一錢五分、狗脊（去毛）三錢、鹽黃柏二錢、南蒼朮一錢、廣皮二錢、菊花三錢、秦艽二錢、天花粉二錢、金石斛三錢、澤瀉二錢

引用竹茹二錢

這則醫案的主人公是隆裕皇太后，瞭解清史的朋友應該都知道，隆裕皇后本是光緒皇帝的表姐，卻在光緒十四年被慈禧太后欽點成婚。然而，因為她是慈禧太后的侄女，故而被光緒視為慈禧太后安插在自己身邊的耳目，加上相貌不如珍妃，自然得不到光緒的喜愛。作為皇后不得寵，長期憂鬱，加之後來下

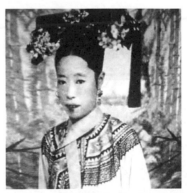

隆裕皇太后

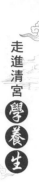

詔遜位，更覺得大清朝毀在了自己手裡。據史料記載，隆裕皇太后每每說到這件事就流淚，還常有自殺的企圖，在簽訂退位詔書的第二年就病逝了。

一、隆裕皇太后頭暈的原因

經過研究清宮醫案，我們發現隆裕皇太后的眩暈常常伴見脅肋脹悶不適、後背及肢體酸疼、胸悶不舒等症狀，與現代女性更年期高血壓出現的症狀相類似。此外，從御醫的立法處方來看，也主要是從補益肝腎、平衡陰陽的角度調治，這與更年期女性多有肝腎不足、陰陽平衡失調的病理生理特徵也非常一致。基於此，我們認為隆裕皇太后的頭暈主要是由更年期綜合症引起的。隆裕皇太后自身早年不受寵，後期下詔遜位，長期精神壓抑，也是加重她頭暈的原因之一。

二、更年期出現眩暈的原因

絕經前後，人體內性激素波動或減少，導致自主神經系統功能紊亂，進一步引起內分泌失調造成血壓波動。這個期間由於體內激素的變化，女性更容易情緒煩躁、性急易怒、烘熱汗出，出現陰陽失調、陰虛陽亢的情況，從而導致眩暈。

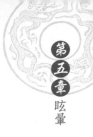

又如《黃帝內經》中所記載：「七七，任脈虛，太沖脈衰少，天癸竭，地道不通，故形壞而無子矣。」這段話的意思是說，女性到了49歲時，任脈氣血虛弱，太沖脈的氣血也逐漸衰少，天癸枯竭，月經斷絕，所以形體衰老，失去了生育能力，可見這個年齡段的女性一派虛象，其中肝腎陰虛的情況十分常見，這也是造成頭暈頭痛的原因之一。需要強調的是，更年期眩暈只是一個症狀，可以是暫時性的，只要平穩度過更年期，症狀也有可能消失。由此可見，這個特殊時期的調理至關重要。

三、隆裕皇太后當時才42歲，怎麼會處於更年期？

封建社會，男尊女卑，後宮嬪妃們貌似養尊處優，其實生活是比較壓抑的。加之後宮生活複雜，各宮爭寵爭權，憂思抑鬱，往往積勞成疾。所以我們在研究清宮醫案時發現，後宮妃嬪中，除了慈禧太后「高壽」（73歲）以外，其他人壽命都比較短，活過50歲的都很少見。因此，隆裕皇太后當時的42歲大概與現代女性的更年期（約在45~55歲之間）屬於同一生理時期。而且42歲的隆裕皇太后已經有肝腎不足、陰陽平衡失調的更年期病理變化，因此我們將她的眩暈作為更年期眩暈的典型。

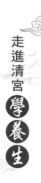

四、更年期的表現

更年期來了

楊女士初次到我門診時年齡51歲，當時是5月份，正值天氣轉暖，大多數人都已換上薄款的單衣，她卻依然穿得很厚。楊女士說自己其實一直身體很好，平常還總去跳舞、健身，只是近兩年來突然感覺身體狀況越來越差，平時怕冷得厲害，手心卻總發熱冒汗，情緒不穩定，常莫名其妙發脾氣，血壓也是忽高忽低，還自覺頭暈目眩、腰膝酸軟。

楊女士的症狀複雜，呈現出典型的更年期寒熱不定、陰陽不調的表現，於是給予平調陰陽、疏肝理氣等治療。後來複診時，她竟穿著露著小腿的褲子來了，並激動地訴說自己烘熱汗出、血壓波動等症狀明顯好轉，家裡人也說她不像原來那麼愛發脾氣了……

現代社會，「更年期」作為一個熱門名詞越來越多地成為人們談論的話題，有的人甚至聞之色變。許多女性到了更年期情緒波動較大，愛著急生氣，常有烘熱汗出、腰膝酸軟、頭暈耳鳴、失眠健忘、血壓忽高忽低，或常伴有口乾口苦、頭昏頭痛、胸悶心悸、乏力氣短等症狀。在這裡提醒各位，對於更年期的患者，如有明顯的不適，還應及時就醫，規律治療，讓自己或身邊的朋友、家人安全度過更年期。

五、御醫如何調治此類眩暈？

女子以肝為先天，無論是此類更年期女性，還是其他年齡段，清宮重視從調肝的角度治療女性的諸多疾患。御醫佟闊泉總結前人經驗，提出「萬病由肝」論。此案中，御醫的處方中用到了醋柴胡、葛根、延胡索、狗脊、鹽黃柏、南蒼朮、廣皮、菊花、秦艽、天花粉、金石斛、澤瀉，同樣是從調肝的角度進行治療。

小知識

御醫佟闊泉善調肝

佟闊泉，字成海，北京人，生於1890年，卒於1962年。出身御醫家庭，其父佟文斌為前清太醫院統吏。1914年升任御醫，為宣統及皇族隨侍御醫，直至偽滿垮臺，才又回京懸壺。建國後曾在北京第三醫院、北京積水潭醫院工作，為解放後仍能較長時間從事中醫工作的少數御醫之一。佟闊泉精通醫理，以擅長婦科及內科雜病著稱，尤善調肝。認為萬病由肝，治肝為先，臨證強調從肝論治，常用疏肝、調肝、清肝、平肝、鎮肝、和肝、化肝、柔肝、養肝等法，屢見卓效。常用藥如疏肝之柴胡、香附、佛手，平肝之天麻、鉤藤，清肝之桑葉、菊花，鎮肝之代赭石、珍珠母、牡蠣，柔肝藥之白芍等。

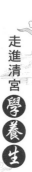

六、現代臨床常用什麼方劑？

二仙湯

仙茅9克、仙靈脾9克、巴戟天9克、當歸9克、黃柏6克、知母6克

　　臨床上我們常用二仙湯化裁後治療更年期眩暈。方中仙茅、仙靈脾、巴戟天溫腎陽，補腎精；黃柏、知母瀉腎火、滋腎陰；當歸溫潤養血，調理沖任。全方配伍特點是壯陽藥與滋陰瀉火藥同用，以適應陰陽俱虛於下，而又有虛火上炎的複雜癥候。由於方用仙茅、仙靈脾二藥為主，故名「二仙湯」。更年期高血壓多因女性經水將絕，腎氣漸衰，沖任脈虛，腎虛於下，虛火炎上而致，本方的特點就在於補陽藥與滋陰藥同用，以針對陰陽俱虛又有虛火上炎的症狀特點。

七、日常調理用方推薦

　　對於更年期的朋友，我們推薦葛棗黑豆飲。

葛棗黑豆飲

組成： 葛根粉、黑大豆、紅棗。

做法： 先將適量黑豆和紅棗洗淨，放入鍋中煮開，然後撈起；再將葛

根粉用涼水沖開，攪拌均勻，與黑豆紅棗水同煮；待水煮開

後，喝湯，紅棗、黑豆可同食。

功效：補脾益胃、養陰生津。

葛根可生吃也可作保健蔬菜，葛粉還可以煮粥。這道藥膳中加入黑豆可以補腎，加入大棗則可健胃，三者同用，效果更全面。在這裡，建議大家自行購買時選擇野生葛粉，滋養效果更好。

葛根是藤本植物野葛的塊根。味甘、辛，性涼。歸脾、胃經。中醫認為葛根有解表退熱、生津止渴、止瀉的功能。主治外感發熱、頭痛、項背僵硬酸痛、熱病津傷口渴及脾虛等病症。

現代藥理研究發現，葛根能直接擴張血管，使外周阻力下降，而有明顯降壓作用，能較好緩解高血壓病人的項背僵硬緊痛症狀。葛根中所含的異黃酮具有滋潤皮膚、恢復肌膚彈性的作用，起到美容的效果。葛根中的活性成分能夠預防心腦血管疾病，並能有效緩解更年期綜合症，還可以抗衰老，解酒，降壓、降糖，治療便秘等，被譽為「亞洲人參」。以葛根澱粉製作的保健食品，在國際市場尤其是日本的食品市場上備受消費者青睞，被日本人稱作「皇家珍品」。

臨床常用藥物葛根素就是從葛根中提取的一種黃酮苷，常用於輔助治療冠心病心絞痛、心肌梗死、視網膜動靜脈阻塞、突發性耳聾等疾病。此外，大家熟悉治療高血壓的中成藥中就含有葛根，功能平肝潛陽、鎮心安神，常用於肝陽上亢所致的頭痛、眩暈、急躁易怒、心悸、失眠及高血壓病及高脂血症狀者。

以上四節中，針對不同情況引起的頭暈我們都做了一一的講述，

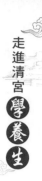
由此可見中藥治療頭暈還是有很明顯的優勢，而頭暈正是高血壓的主要臨床表現，所以中醫對於高血壓的治療也有很大的優勢：

1. 那些年老久病體虛、在高血壓病的基礎上已經出現了心、腦、腎等靶器官損害的病人，中藥治療能夠保護靶器官，提高生活品質，延緩疾病的發展進程，帶病延年。

2. 對於肥胖的、屬痰濕內阻型的病人，辨證論治調節其臟腑氣血陰陽之偏盛偏衰、清淡飲食加強鍛煉，避免痰濕過度身體堆積。在此基礎上加用西藥控制血壓水準，對於患者遠期預後的改善、高血壓合併症的減少都是大有裨益的。

3. 對於急脾氣、屬於肝陽上亢型的病人，如果血壓水準在Ⅰ級高血壓，那麼中藥治療還是非常必要的。因為就像我前面提到的，他們大多是由於情志調節出了問題，通過西藥控制血壓水準，中醫調理肝氣，改善症狀，高血壓病是有可能治癒的。

4. 對於更年期患者，通過中藥治療，平穩度過更年期，結合西藥的降壓治療，高血壓也是可以逆轉的。

除了中藥以外，許多中醫特色的非藥物治療方法，包括理療、推拿、氣功、針灸等，對於頭暈症狀的緩解及血壓水準的降低都有一定程度的作用。比如氣功應用於高血壓病人就能夠降低交感神經興奮性，從而改善血壓。下面我們給大家介紹一則足浴降壓的方劑。

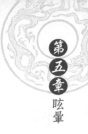

寄生桑枝方

組成：桑寄生、懷牛膝、桑葉、菊花、鉤藤各30克，桑枝20克。

用法：將上藥裝入布袋，加水4000ml煎煮取液，先熏腳，後溫洗雙足，每日1次，1劑可以用3次。

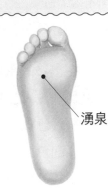

湧泉

　　睡前足浴有助於降壓，每晚進行足浴，接著按摩湧泉穴，降壓效果更好。當然了，持之以恆才能取得更好的效果。

第六章

胸痹

　　在很多的電影、電視劇中我們常見到這樣一種場景：因為突然情緒激動，主人公捂著胸口痛苦萬分，急忙掏出藥片放進嘴裡，甚者被送至醫院急救。據記載，清朝的康熙皇帝也常有「容顏頓改，胸中有結」（面色突然改變，胸部像有什麼東西堵著似的，難以忍受）等發作性症狀表現。通常這應該就是大家熟悉的冠心病心絞痛發作，亦可發展成急性心肌梗死，症情多比較凶險。

　　清宮中還有一個人也常常有胸悶的情況，她就是光緒朝的瑾妃，然而瑾妃的胸悶不像康熙皇帝一樣是「器質性」的病變，我們稱為「無病」之胸悶痛，她的胸悶與其長期鬱鬱寡歡、肝氣鬱滯有著密不可分的關係。那麼這兩種類型的胸痹究竟有何不同，御醫又是如何遣方用藥，讓我們一起去清宮原始醫案中尋找答案吧。

第一節 「無病」之胸悶痛

清宮醫案

宣統十一年正月十二日端康皇貴妃（瑾妃）之脈案：「左關沉弦，右寸關沉軟。陰分素虧，氣道欠調，以致肢體酸痛，胸膈堵悶，今議用益陰調肝活絡之法調理。」

青皮子（研）三錢、炙香附三錢、台烏一錢五分、炙延胡索六錢、生杭白芍三錢、萸連（研）二錢、羚羊（先煎）一錢五分、枳殼三錢、佛手柑三錢、瓜蔞六錢、搗橘紅三錢

引用霜桑葉二兩，熬湯煎藥　醋柴胡一錢

　　根據上述醫案中所描述的症狀，我們認為瑾妃患的是「胸痹」。在研究清宮醫案時，我們發現理法方藥完備的胸痹醫案一共55例，其中瑾妃就占了26例，可見其胸痹發作得很頻繁。然而胸痹是什麼病呢？其實胸痹很常見，其臨床症狀主要有胸悶（像有東西壓在胸口）、胸疼，伴有呼吸不暢，重者有胸痛徹背（胸痛放射至肩背部）等，中醫統稱為「胸痹」，泛指前胸部各種悶、脹、痛等不適。現代醫學所說的冠心病心絞痛、陳舊性心梗以及心臟神經官能症等都屬於

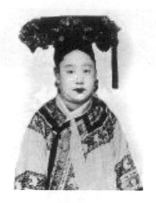

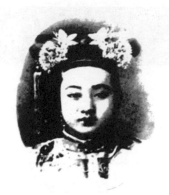

瑾妃　　　　　　　珍妃

「胸痹」的範疇。所以研究清宮御醫治療胸痹的選方、用藥、調護，對於今天臨床論治一些心前區不適有著重要的借鑒意義。

<h1>一、瑾妃為何常有胸痹不適？</h1>

　　根據醫案的描述「肢體酸痛，胸膈堵悶」，御醫診斷瑾妃的胸痹為「陰分素虧，氣道欠調」。什麼意思呢？平素體質虛弱，又有氣滯的情況。這也是清宮中比較常見的一種胸痹類型——肝氣鬱滯。

　　那為什麼瑾妃會經常有肝鬱氣滯的情況呢？這還得從瑾妃入宮後坎坷的經歷說起。可能大家對瑾妃不是特別的熟悉，但是她的妹妹珍妃，相信很多人都聽說過。珍妃是光緒皇帝最寵愛的妃子，她與瑾妃是同父異母的姐妹。兩人同時參加選后大典，成為光緒皇帝的后

妃。瑾妃性格內向，不善言辭，被光緒皇帝冷落。卻因與珍妃的情誼深厚，整日為生性耿直、活潑好動、不受拘束的妹妹擔驚受怕。在珍妃觸怒慈禧被降為貴人之時，瑾妃也受到牽連，同被降為貴人。後來妹妹被囚禁直至死去，姐妹兩個同在宮牆之內卻無法見面。光緒逝世後，瑾妃又開始照顧年幼的宣統皇帝。其一生在紫禁城中，處處小心、時時留意，孤苦一人，情志壓抑可想而知。

歷史故事

　　瑾妃和珍妃的性格恰恰相反。瑾妃在家裡做閨女時是長女，能委曲求全，是個有心計的女子，進宮後在慈禧的高壓下，對妹妹的遭遇只能報以同情之心，對慈禧的橫行霸道是敢怒不敢言。長時間的壓抑只能憋在心裡，等到40多歲時，身體已經很虛弱了，並得了甲狀腺肥大病，眼珠往外努著⋯⋯

　　早在好幾年前，瑾妃為了能每天見到母親，就特意潛心設想了一計，為我家在景山東街東側中老胡同，購買了一套房產，這套住宅院子很深，東院有個花園。花園裡有一座假山，山上有一個小亭子，站在亭子上用望遠鏡向西南方向望去，正好是故宮。我祖母在和姑母約定好的時間裡，登上亭子，這時瑾妃也登上御花園靠東北面的亭子互相用望遠鏡望。祖母每次都要看到瑾妃下山回宮，才放下望遠鏡，再往西南方向望好一陣子才含淚走下亭子。就這樣年復一年地望了多年⋯⋯

　　唐海沂《回憶我的兩位姑母——珍妃、瑾妃》

二、現代醫學對這類疾病的認識

都是心情惹的禍

我曾接診過一位30歲左右的女性患者，她說自己總因一些雞毛蒜皮的小事跟人吵架，常把自己氣得渾身顫抖、胸悶氣短，還常常吃不下飯，要幾天才可緩過神來。平常也是常有胸悶胸痛的症狀，曾到醫院做過心電圖、心臟超聲、心肌核素等許多檢查，都沒有發現明確異常。仔細詢問後得知，這位患者平時就比較敏感，家中事情較多，自己又做老闆，工作繁忙壓力大，多種因素的疊加，就出現了現在的症狀。雖然各項檢查指標正常，但是心理、生理上的異常已經嚴重影響了日常生活，給患者帶來了很大的困擾。

這位患者的情況，在臨床中也很常見。患者常會覺得胸悶胸痛，症狀時輕時重，有時疼痛位置不固定，有時感覺針刺樣疼痛，常常歎氣，自覺要長舒一口氣才會比較舒服，還經常伴有心慌、汗出症狀，若去醫院檢查，各項指標也基本正常。現代醫學將這類疾病稱之為「心臟神經官能症」，因為不是器質性的病變，而是神經調節的異常引起的，故而現代儀器不能檢查出來客觀存在的病理改變。

三、御醫如何調治此類胸痺？

前面已經提到了，御醫認為這種類型的胸痺主要是「氣道欠調」。中醫認為肝主疏泄，能調暢氣機，所以氣道欠調，應當責之於肝氣不暢。中醫傳統理論就有「女子以肝為先天」的闡述，肝氣鬱結是女性最常見的影響健康的因素，因為女性月經來潮、懷孕、分娩、哺乳，一直到最後的衰老都和血有關，具有「週期性」耗血的特點。而血是藏於肝的，肝血耗損，則肝氣無以化生和濡養，不能發揮正常的疏泄功能，故而女性更容易出現肝氣鬱結。

臨床中也發現，心臟神經官能症多發於青中年女性，尤其是更年期婦女。在這一特殊生理期，女性體內激素變化的幅度比較大，而激素變化劇烈就容易產生情緒波動，出現胸悶、失眠、心慌、多疑、易疲勞、多愁善感等症狀。

清宮御醫結合女性特殊的生理病理特點，以及後宮之中爾虞我詐、爭權奪勢的生活背景，治療多從調肝入手。

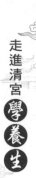

四、日常調理用方推薦

1. 現代寬胸三清茶

組成： 玫瑰花6克、松子仁10克、佛手6克。

用法： 沸水浸泡飲用。

功效： 疏肝解鬱。

　　乾隆皇帝有一個十分喜愛的茶飲方，名為三清茶，由佛手、松子仁、梅花組成，我們在茶飲章節中已經提到。如今我們用玫瑰花代替梅花，組成了現代寬胸三清茶。松子仁在慈禧太后養生中亦有提及，為重要的補益之品。而玫瑰花具有非常好的疏理肝氣的效果，故而有「解鬱聖藥」之稱。《本草正義》中道：「玫瑰花，清而不濁，和而不猛，柔肝醒胃，疏氣活血，宣通窒滯而絕無辛溫剛燥之弊，斷推氣分藥之中，最有捷效而最馴良，芳香諸品，殆無其匹。」玫瑰花素有「花中皇后」的稱號。玫瑰花性溫，味甘、微苦，具有疏肝解鬱、活血止痛的功效。用於胸脅脘腹脹痛，可與香附、佛手、砂仁等配伍；治療月經不調，經前乳房脹痛，可與當歸、川芎、白芍等配伍。

　　現代研究證明，玫瑰花中含有300多種化學成分，能緩和情緒、疏解抑鬱，能改善內分泌失調，解除腰酸背痛，滋潤養顏，護膚美容，還具有保護肝臟，促進血液循環之功能。

2. 佛手山楂茶

組成：佛手10克、山楂15克。
用法：沸水浸泡飲用。
功效：疏肝解鬱、消食化積。

佛手又名九爪木、五指橘、佛手柑，它的外形如手指，故名佛手。藥用的佛手與我們日常中食用的佛手瓜不同。兩者雖均有理氣和胃的功效，但兩者不同科屬。佛手瓜是葫蘆科植物佛手瓜

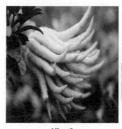 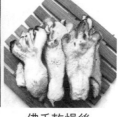

佛手　　　　　佛手乾燥後

的果實，而藥用佛手為芸香科植物佛手的乾燥果實。

藥用佛手性溫，味辛、苦，入肝、脾、胃、肺經，有疏肝解鬱、理氣和中、燥濕化痰等多種功效。佛手與柴胡、香附、鬱金等同用可治療肝鬱氣滯及肝胃不和之胸脅脹痛、脘腹痞滿等。本品氣味芳香，能醒脾理氣，和中導滯，治脾胃氣滯之脘腹脹痛多與木香、砂仁等同用。

藥理研究表明，佛手主要含檸檬油素、香豆精類化合物等，可擴張心臟冠狀動脈血管，增加冠狀動脈的血流量。高濃度佛手醇提取物還有抑制心肌收縮力、減緩心率、降低血壓等作用。

中醫學認為，山楂性溫，味酸、甘，歸胃、脾、肝經，具有消食積、化瘀滯作用。《醫學衷中參西錄》認為：「山楂，若以甘藥佐之，化瘀血而不傷新血，開鬱氣而不傷正氣，其性而尤和平也」。

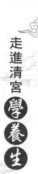

　　由於炮製方法不同，可將山楂分為生山楂、炒山楂、焦山楂及山楂炭。不經炒製，只經淨製、切製的山楂稱為生山楂，具有消食化積、活血散瘀的功效，常用於肉食積滯、血瘀經閉、產後瘀阻、心腹刺痛、胸痹心痛、疝氣疼痛等症。

　　現代研究表明山楂中富含豐富的山楂酸、維生素C等成分，具有擴張血管、強心、增加冠脈血流量、改善心臟活力、興奮中樞神經系統、降低血壓等功效。此外，山楂中的脂肪酸還能促進脂肪的消化，從而起到降脂的作用，尤其是生山楂的效果更加明顯。

第二節「有病」之胸悶痛

如上記載的是康熙皇帝發作胸痹的情形，可以看出比我們上一節中所提到的瑾妃的胸痹要嚴重。康熙皇帝的症狀主要為心中惴惴不安，發作時面色突然改變，煞白無血色，胸中有結難解，胸前時常有疼痛。此外從他數次發病的記載「胸中有結」、「日日不能釋然於懷」等，也可以看出康熙皇帝常有胸痹不適。從症狀上來看，與現在老年冠心病發作性加重的症狀表現高度一致，頗似典型的心絞痛。

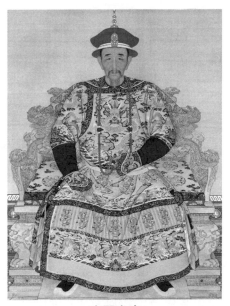

康熙皇帝

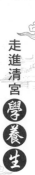

　　然而像康熙皇帝的這種胸痹不舒，並非上節提到的功能性不適，而是確實存在的心臟器質性病變，主要就是現在被人們所熟知的冠心病心絞痛，如今，冠心病已是全球死亡率最高的心血管疾病之一，應予以高度重視。

一、中醫對康熙皇帝這種類型胸痹的認識

　　氣虛：老年人的心絞痛，不十分劇烈，多像康熙帝這種悶痛、鈍痛，常伴有心悸、氣短、胸悶、畏寒等症狀，屬於典型的心腎氣虛或陽虛。

　　血瘀：臨床上這種類型的胸痹大多有明顯的血瘀症，症見口唇、舌質紫暗，舌體或口唇上有瘀斑、瘀點，脈弦澀。

　　痰阻：脾虛痰濁內阻的情況亦很普遍，常表現為腹脹、納呆食少、痰多、苔膩等。

　　因此，我們通常考慮老年人胸痹的病機為氣虛血瘀痰阻。康熙皇帝發病的病機亦是如此。這位皇帝堪稱一代明君，創造了輝煌的歷史，他想把自己的豐功偉業傳承下去，無奈在立儲君的事情上十分周折，幾廢幾立的太子，以及後來的九子奪嫡，都讓晚年的康熙皇帝甚是費心操勞，耗氣傷神。人老之後，陰氣虧虛，氣虛則無力運化水濕，濕聚日久則生痰，同時氣虛也無力推動血行，血行不暢則致血瘀，形成氣虛痰瘀互阻的病理改變，閉阻心脈，發為胸痹。

溫馨提示

　　中醫講「臟居於內，形見於外」，意思是說人體內臟的生理活動和病理變化會反映在外表，如上述血瘀的臨床表現多為口唇、舌質紫暗，舌底靜脈紫暗或迂曲等。臨床上，有這樣一位病人曾給我留下深刻的印象，他最初只是在電視節目上看到專家介紹口唇紫暗的人可能會患有心臟病，便想到身邊的同事經常說他嘴唇偏紫暗，於是來醫院就診，檢查冠脈CTA後發現了右冠狀動脈一段中度的狹窄。所以在此我提醒大家，如果發現口唇或面部顏色發生明顯變化，很可能是身體病變的信號，應及時就醫。若等到身體臟腑都感覺到不適了，只怕為時晚矣。

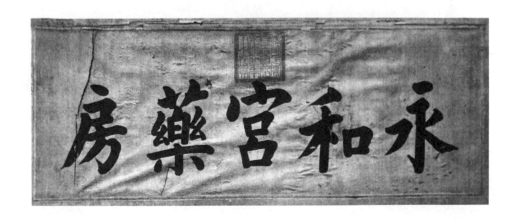

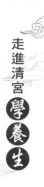

二、御醫如何調理這種胸痹？

由於年代久遠，當時的醫案已經丟失，無從考證，但是我們在研究清宮醫案時發現，很多與康熙皇帝有類似症狀的患者，御醫的治療效果也都很好，其中最常用的治法即「宣痹通陽」法，代表方劑為瓜蔞薤白半夏湯，這是中醫經典著作《金匱要略》中的著名方劑。

瓜蔞薤白半夏湯

原文：胸痹，不得臥，心痛徹背者，瓜蔞薤白半夏湯主之。
組成：瓜蔞實、薤白、半夏、白酒。
功效：行氣解鬱、通陽散結、祛痰寬胸。

這一方劑在清宮中常被用來治療胸痹，對痰濁較甚，見胸悶或胸痛，甚則胸痛徹背，不能安臥者尤宜。

這個方子中，薤白需要瞭解一下，它是百合科植物小根蒜或薤的乾燥鱗莖，民間俗稱野蒜。薤白自古以來就被作為藥食兼用之品。歷代醫家經驗總結，認為薤白性溫，味苦、辛，入肺、胃、大腸經，具有通陽散結、理氣寬胸之功效。薤白善散陰寒之凝滯，通胸陽之閉結，為治療胸痹之要藥，常與瓜蔞、半夏、枳實、桂枝等配伍應用，正如「藥王」孫思邈所說「薤白，心病宜食之」。

現代藥理研究發現，薤白提取物能明顯降低血清過氧化脂質，抗血小板凝集，降低動脈脂質斑塊，具有預防實驗性動脈粥樣硬化的作

用；薤白提取物對動物心肌缺氧、缺血及缺血再灌注心肌損傷有保護作用。

由上可知，薤白是治療心血管系統疾病的良藥。在日常生活中，若沒有薤白，亦可使用我們平時經常用來調味或食用的大蒜。大蒜和薤白是同科植物。

現代研究發現，大蒜中的一些活性成分具有很好的預防心血管疾病的作用，可防止血管中的脂肪沉積，誘導組織內部脂肪代謝，降低膽固醇，還可抑制血小板的聚集，促使血管舒張，調節血壓，增加血管的通透性，從而抑制血栓的形成和預防動脈硬化。流行病學研究結果顯示，在每人平均每日吃生蒜20克的地區，人群因心腦血管疾病死亡的發生率明顯低於無食用生蒜習慣的地區。然而，這裡需要提醒各位的是，大蒜只是對於健康人或是冠心病穩定期病人的養生保健食療，對於急性期或是心絞痛頻繁的患者，還是應該及時就醫，明確診斷，在醫生的指導下辨症用藥。

小知識

大蒜中的大蒜素遇熱時會很快失去作用，所以大蒜適宜生食。大蒜不僅怕熱，也怕鹹，它遇鹹也會失去作用。而且，如果想達到最好的保健效果，食用大蒜最好搗碎成泥，而不是用刀切成蒜末。並且要先放10~15分鐘，讓蒜氨酸和蒜酶在空氣中結合產生大蒜素後再食用。如果害怕吃過蒜後口腔有異味，可以在吃過蒜後喝杯牛奶或者綠茶，都可以起到清新口氣的作用。

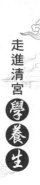
三、日常調理用方推薦

薤白煎雞蛋

材料： 薤白100克、雞蛋3枚

做法： 將薤白洗淨，切細備用；雞蛋打碎到碗中，抽打起泡，可放入適量食鹽；把平底鍋燒熱後放入油，油熱後倒入雞蛋液，撒上薤白細末，在火上煎5分鐘，將一面煎成焦黃即成。此菜辛香開胃，寬胸除痹，可治胸痹心痛。

功效： 理氣寬胸、通陽導滯。

四、現代支架術後的病人胸痹，中醫治療有用嗎？

現代醫學中的心臟介入治療，雖然明顯降低了心血管事件及其合併症的發生率，但並不說明介入療法就解決了一切問題。支架只能解決狹窄最重的地方，比較注重局部干預，整體關注不足。對於這類病人，中醫治療有著自己獨特的優勢。

首先，支架術後的病人會覺得體力不如從前，比如有人汗出明顯增多，或是有人說身體怕冷明顯，這大多是術後「氣虛」的表現。另外，很多人放置支架以後有較大的心理負擔，總覺得心中不舒服，有異物感，並且害怕自己還會復發，憂思鬱結，日久影響體內氣機的調

暢，出現「氣滯」。此外，有些病人本身身體素質較差，或者因藥物使用不當等，便出現了再次狹窄、缺血加重等情況，進一步發展到心臟搭橋的地步。以上三種情況，目前在臨床上較常見，針對這些情況在常規西醫治療的基礎上配合中醫中藥治療，可明顯降低心臟支架或搭橋術後心絞痛的發生率，減少再狹窄形成和降低心源性猝死等事件的發生，對於進一步提高患者的生存品質具有不可忽視的作用。

　　下面我們就給各位讀者介紹一個方子，名為「生脈飲」，此方尤適用於冠脈支架或心臟搭橋術後有明顯氣虛乏力症狀的患者。

生脈飲

組成：人參、麥冬、五味子。

功效：益氣生津、斂陰止汗。

　　此方可治療體倦乏力，汗多神疲，氣短懶言，咽乾口渴，舌紅少苔，脈虛細等症狀。方中人參甘溫不燥，大補元氣，為益氣養陰之主藥，若氣陰兩虛兼有熱象，則可用西洋參代之。麥冬甘寒生津，助人參益氣養陰，五味子酸溫，斂肺止汗，生津止渴。三藥合用，一補、一潤、一斂，益氣養陰，生津止渴，斂陰止汗，使氣複津生，汗止陰存，氣充脈複，故名「生脈」。

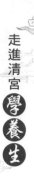

關鍵一刻，脈動回來

曾有一位老人到我門診就醫，他主訴一年前曾因心絞痛做過介入治療，術後規律用藥，不料一周前出現急性心梗，到醫院查冠脈造影，結果提示心臟冠狀動脈三支血管彌漫性病變。此時，搭橋手術治療應該說是最快、最直接有效的辦法，然而該患者心臟超聲提示其左室射血分數（評價心臟功能的指標）不足30%，無法進行搭橋治療。為其診治時，在常規西醫治療的基礎上，加用生脈注射液靜點，同時根據其症狀加用養陰活血利水，標本兼治。兩周之後，患者自訴症狀緩解，感覺體力大為改善，不但可從事一般的日常活動，還能幫兒女照看孩子，複查心臟超聲左室射血分數也明顯提高……

清宮原始醫案中，皇帝、嬪妃、王公大臣臨終病危時的病案記載亦多應用生脈散。現在臨床中用之治療各種心血管疾病，兼有心功能不全者，常獲良效。此外，如今常見的亞健康狀態及其他多種疾病，症見氣陰不足之乏力、口乾等症狀時亦可用之。

現代實驗研究認為，本方具有增加冠脈血流量，改善缺血心肌血供的作用。在治療急性心肌梗塞泵衰竭時，可升提血壓，改善末梢循環，使肢體轉暖，汗出減少；本品亦具有保護心功能、強心、調壓、改善心律失常的作用。臨床對於心腦血管疾病及中老年各種慢性病症屬氣陰兩虛者，效果顯著。

小知識

　　冠心病患者飲食原則應注意以下幾點：低熱量、低脂肪、低膽固醇、低鹽、高纖維素，避免刺激，少食多餐，容易消化。

　　冠心病的基礎病變大多為動脈粥樣硬化，多數伴有血脂代謝異常，肥胖病人多發。因此，在冠心病的防治中絕不可忽視飲食療法，只有將飲食、運動及藥物療法緊密結合起來，才能發揮有效預防和控制冠心病的積極作用。此外，中醫的傳統療法亦可緩解胸悶胸痛的症狀，比如平時按摩內關穴、三陰交穴，按摩的方法很簡單，用大拇指按住穴位後上下活動即可。內關穴位於前臂掌側，在腕橫紋上2寸的地方，掌長肌腱與橈側腕屈肌腱之間。三陰交在小腿內側，當足內踝尖上3寸，脛骨內側緣後方。大體位置如圖所示。

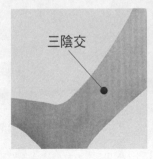
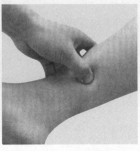
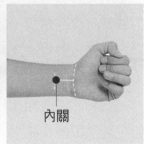

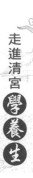

第七章

心慌

　　慈禧太后1852年入宮，1856年生皇長子同治帝，從一個小小的貴人逐漸晉封為懿嬪、懿妃、懿貴妃。1861年咸豐皇帝駕崩後，與孝貞顯皇后兩宮並尊，稱聖母皇太后，再到後來的垂簾聽政，這一過程中，為爭寵、為固權，明爭暗鬥、步步為營，費心勞神，導致心氣心血耗傷，且常兼有肝鬱氣滯的情況，故而時常發作心慌症狀，我們也發現清宮醫案中對心慌的記載亦以慈禧太后為多。

　　心慌除了是一種正常的生理現象外，也常出現在很多疾病中，我們現代調治心慌亦可遵循清宮醫案中御醫選用的養心安神、解鬱安神及重鎮安神等幾個治法。讓我們翻開清宮醫案，共同探討御醫是如何調治不同類型心慌病症的。

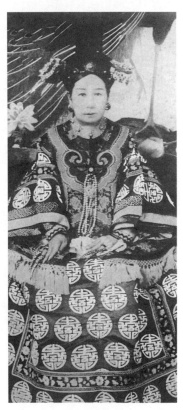

慈禧太后

第一節 養心安神調心慌

清宮醫案

　　七月十六日，（內）廣大人帶進薛福辰、汪守正、李德昌、佟文斌請得慈禧皇太后脈息左寸仍弱，兩關微弦。肩筋脈強痛，時有輕重，夜寐總欠沉實，飲食不香，運化尚緩，遇有勞累則頭暈心跳，背熱早作，午後精神較倦，大便仍溏。還宜補益心脾，以資調變。今議用益氣滋榮湯一帖調理。

　　人參（蒸兌）一錢、於朮（炒）三錢、茯苓三錢、白芍（炒）一錢五分、歸身（土炒）二錢、麥冬二錢、柏子仁（去油）一錢五分、砂仁八分、甘菊花一錢五分、沙苑蒺藜三錢、橘絡一錢、炙甘草八分

　　引用生薑三片、紅棗肉三枚

　　醫案中可以看出，慈禧太后這次的病症相對比較複雜：肩背部僵硬疼痛、夜眠不安、容易醒、納食不香、勞累後出現頭暈心慌、精神疲倦、大便稀溏等，其症狀錯綜複雜。

　　然而，症狀雖然複雜，但是我們根據御醫的處方用藥以及當時慈禧太后所處的社會背景，推測這次是她的老毛病又犯了，那就是「心悸」，也就是我們平時所說的「心慌」。清宮醫案中有關該病的醫案許多都與慈禧太后有關，可以說「心慌」伴隨了慈禧太后一生，故本節就以慈禧為例探討心慌的不同類型。

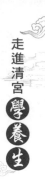

一、慈禧的心慌

　　相信大家都有過心慌的感覺，緊張時會心慌，運動後會心慌，受到驚嚇會心慌，過度勞累或者飲酒或喝咖啡後都可能出現心慌……但心慌一定是病嗎？

　　心慌除了是一種正常的生理現象外，也是一種很常見的器質性病變的症狀表現，比如很多冠心病病人，沒有典型的胸痛表現，而是表現為活動後的心慌、氣短；或有些人心慌時伴有眩暈、汗出、手足發涼甚至暈厥等症狀，這都常見於一些心臟病患者。還有一類是功能性的，這類人在醫院檢查時並不能查出什麼器質性的病變，但他們仍然時常覺得心慌，而且受情緒因素的影響很大，且常伴有失眠、健忘等症狀。

　　心慌其實也是一種疾病，中醫學中多把「心慌」稱之為「心悸」，是指以心中急劇跳動、驚慌不安，甚則不能自主為主要臨床表現的一種病症。一般來說分為「驚悸」和「怔忡」兩種。因驚恐、勞累而發，時作時止，不發時如常人，病情較輕者為「驚悸」；若終日悸動，稍勞尤甚，全身情況差，病情較重者為「怔忡」。

　　清宮中的這類醫案多以心慌、驚悸為主要表現，常伴有頭暈、不寐、健忘、耳鳴、發熱、身倦等症。根據上文描述，慈禧這次的情況應屬於「驚悸」，遇勞而發、時作時止。

　　醫案中講到「遇勞則頭暈心跳」，加之御醫給出的治法為「補益心脾」，可以推斷慈禧太后此次心慌的原因主要是操勞過度，耗傷氣

陰，心脾兩虛所致。

　　有人可能會說，慈禧作為皇太后怎麼還會操勞過度呢？我們不妨在如今上演的各種清宮劇中尋找一下答案，這些劇集已為我們還原了當時的歷史背景。光緒八年，也就是慈禧48歲左右，此時的她已貴為皇太后，但是她卻貪婪權勢，垂簾聽政，獨掌朝政大權。當時的清政府可謂內憂外患，岌岌可危，內有百姓起義，外有列強侵略，朝堂之上還有很多敵對勢力。這些國事家事必然讓慈禧太后應接不暇，耗心費神，憂思勞倦，日久積勞成疾。

二、心悸與心律失常的關係

　　「心悸」是指心臟搏動的一種不適感，常作為「心慌」的同義語，但是中醫所講的心悸並不等同於現代醫學中的心律失常。「心律失常」是指心臟起源部位、傳導速度或激動次序異常導致的頻率、節律異常。按發作時心率的快慢可分為快速型和緩慢型心律失常。而心悸更多的是一種自我感覺，就其症狀而言，與快速型心律失常更為接近。

　　我在臨床上經常看到一類病人，他們心律失常程度並不嚴重，但是自己覺得有很嚴重的心慌症狀。相反，也有一類病人，他們有比如頻發早搏甚至房顫等相對嚴重的心律失常，但是卻沒有明顯的心慌症狀，所以二者並不相同。換句話說，心悸既包含心跳的頻率、節律等有異常的部分，也包括自我感覺異常的部分，它並不完全等同於心律失常。

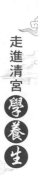

目前對於心律失常的診斷，除了根據患者的病史、體格檢查及普通心電圖診斷外，最常用的還是24小時動態心電圖檢查。它利用一種小型可攜式記錄器，連續記錄患者24小時的心電圖，患者的日常工作與活動不受限制。

在此項檢查結果中，24小時心搏總數應該在10萬次左右，老年人約8萬次；房性早搏<100次/24小時，或<1/1000心搏總數，視為正常；室早一般<100次/24小時，如果室早>10次/1000次心搏則為非生理性，需要重視。通常來說，平均心率最好控制在55~70次/分，活動後的心率也不應超過（170減去年齡）次/分。

三、心律失常的危害

心律失常的種類很多，許多是良性無害的，如偶然發生的室性早搏、房性早搏或陣發性房顫等。但也有很多心律失常影響血流動力學及心腦腎等重要臟器的功能，甚至有些可危及生命，如快速的心房纖顫、室性心動過速、心室顫動，重度的竇房或房室傳導阻滯、病態竇房結綜合症等，這就是所謂的惡性心律失常，需要引起高度重視。

以心房纖顫（以下簡稱房顫）為例，房顫發作時，心臟喪失了收縮泵血的節律性，不能有效地泵出血液，滯留在心房內的血液又極易形成血栓。血栓阻塞心臟血管，則易導致心梗；如果血栓離開心臟進入血液循環中阻塞動脈，則會導致重要生命器官的血液供應中斷，如

血栓流入腦動脈則會導致腦卒中。所以，房顫的患者除了有心慌的症狀之外，尚有血栓栓塞的風險。

在這裡提醒各位讀者，如果經常有心慌、眼前發黑、頭暈，甚至暈厥的情況，一定要馬上就醫，明確診斷，及時治療，以免貽誤病情，釀成惡果。

四、御醫如何調治此類心悸？

御醫調治慈禧太后的心慌，用的是「益氣滋榮湯」，選用人參、白朮、茯苓、白芍、炙甘草、當歸、麥冬、柏子仁、砂仁、菊花、沙苑蒺藜、橘絡等藥，健脾益氣、滋陰養心。這也是借鑒了中醫學中治療心慌的一則名方炙甘草湯的做法，同時該方還兼顧了慈禧太后日常脾胃不和、肝經鬱熱的表現，佐以滋補肝腎、清肝調胃、安神之品。

中醫學中對於心慌的記載，最經典的就是張仲景在《傷寒論》中的描述：「傷寒脈結代，心動悸，炙甘草湯主之。」炙甘草湯又稱「復脈湯」，一直沿用至今，是治療心慌的重要方劑。其組成主要是炙甘草、人參、生地、阿膠、麥冬、火麻仁、生薑、大棗、桂枝，主治陰血陽氣虛弱，心脈不暢、心神失養症。有藥理研究證實，炙甘草湯能明顯對抗室性心律失常，可推遲室性早搏、室性心動過速、心室顫動的發生，並能促進心律的恢復，縮短心律失常的時間；同時也發現炙甘草湯有抗心肌缺血再灌注損傷的作用，能降低心室纖顫和心肌

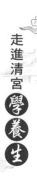

缺血再灌注所致心律失常的發生率。

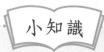

心慌與結代脈

　　上文中說到的「脈結代」可能有些讀者並不瞭解，其實，結脈和代脈都是中醫脈象之一。結脈的脈象特徵是：脈來緩慢，時有中止，止無定數。而代脈的脈象特徵是：脈來一止，止有定數，良久方還。兩種脈象的特點都是脈律不齊，不同的是代脈表現為有規律的歇止，歇止時間較長，脈勢比較軟弱，臨床可見於早搏形成的二聯律、三聯律等；而結脈則是脈來遲緩，表現為無規律的歇止，臨床中實性心動過緩伴有早搏的患者，有時可見到此種脈象。

五、同治皇帝的安神代茶飲與日常調理用方推薦

　　如前所述，臨床中可能很多人並沒有嚴重的心律失常，但是他們有很明顯的心慌症狀，尤其是現在社會發展速度很快，人們的生活、工作等壓力都隨之加大，很多年輕人出現了心慌症狀。除此之外，老年人心慌亦很普遍，中醫講「年過半百而陰氣自半」，身體的衰老伴隨著氣血陰陽的虧虛，導致老年人心神失養，則易發為心慌。現代醫

學同樣認為，隨著年齡增高，細胞凋亡、膠原和脂肪組織的沉積均增加，心臟竇房結活力降低、心臟傳導纖維不斷喪失，則容易出現心律失常。由此可見，心慌這一病症的發作人群很廣泛，所以，我們在此推薦幾個日常調理的茶飲及藥膳方，供各位讀者選用。

1. 安神代茶飲

患者：同治皇帝。

組成：黨參三錢、茯神（研）三錢、酸棗仁（炒，研）三錢、當歸身三錢、炙甘草八分。

功效：補氣血、養心脾、安心神。

主治：心脾兩虛、氣血虧耗、心神失養之心慌不寐。

這是清宮中一張非常簡單、有效的代茶飲方，方中黨參、炙甘草健脾益氣，酸棗仁、茯神寧心安神，當歸補血養心。尤適用於心脾兩虛、氣血不足所致的心慌、失眠健忘的患者。

在這張茶飲方中有一味臨床常用於安神定悸的中藥酸棗仁。酸棗仁始載於《神農本草經》，被列為上品。為鼠李科植物酸棗的乾燥成熟種子，其性平，味甘、酸，歸心、肝、膽、脾經，具有寧心安神、養肝生津之功。常與當歸、白芍、何首烏等補血、補陰藥配伍，治療心肝陰血虧虛，心失所養，神不守舍之心慌、怔忡、失眠、健忘、多夢、眩暈等症。在張仲景的《金匱要略》中同樣有著這樣的描述「虛勞虛煩不得眠，酸棗仁湯主之」，其中的酸棗仁就是一味主要的藥物。

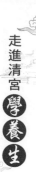

現代藥理學證實酸棗仁中的酸棗仁苷、黃酮苷、水及醇提取物具有鎮靜催眠及抗心律失常作用，並能協同巴比妥類藥物的中樞抑制作用。酸棗仁在安神、失眠領域療效顯著，被譽為「東方睡果」。此外，有研究發現酸棗仁還有降血脂、抑制血小板聚集、降壓及調節免疫功能等作用。

2. 棗仁茶飲

患者：同治皇帝。

組成：茯神（研）三錢、酸棗仁（炒，研）三錢。水煎，沖朱砂麵三分。

功效：補益心脾、鎮驚安神。

主治：心脾兩虛之驚悸怔忡、虛煩不寐等症。

注：因朱砂有毒性，日常使用時的適應症及用量不易掌握，可改為珍珠粉。

這是御醫當年治療同治皇帝心慌所用的茶飲方，主要由茯神和酸棗仁組成，其中的酸棗仁在上文中已經談過。茯神和茯苓非常相似，茯苓是多孔菌科寄生植物真菌茯苓的乾燥菌核，而茯神是茯苓菌核中間帶有松根的部分。茯苓性平，味甘、淡，歸心、脾、腎經，功能利水滲濕、健脾、寧心。可治寒熱虛實各種水腫，為利水消腫之要藥；又常用治心脾兩虛、氣血不足之心悸、失眠、健忘，多與黃芪、當歸、遠志同用；也可用治脾虛濕盛之泄瀉、便溏等。著名的北京小吃茯苓餅的主要成分就是茯苓。茯神性平，味甘、淡，入心、脾經，其

性質功效和茯苓基本一致，只是茯神開心益智、安神定志之功更勝，多用於治療心虛驚悸、失眠、健忘等。金代醫家張元素云「風眩心虛非茯神不能除」，後世醫家治心病亦常選用茯神。

3. 酸棗仁粥

組成：酸棗仁100克、生地黃15克、粳米100克。
做法：酸棗仁、生地黃水煎取汁，入粳米煮粥同食。
功效：寧心安神、養陰生津。

此方源於《聖惠方》，以酸棗仁滋養安神，生地黃養陰清心，用於心陰不足之心煩急躁、心慌失眠等症。其中的粳米是一種常見的主食，是大米的一種，為禾本科草本植物稻（粳稻）的種仁。其性平和，味甘、淡，可每日食用，是滋補之物，有「世間第一補」之美稱。粳米的糙米比精白米更有營養，它能降低膽固醇，減少心臟病發作和中風的機率。

4. 安眠舒心福圓粥

組成：龍眼肉20克、紅棗10顆。
做法：將準備好的龍眼肉和紅棗加入300ml的水中煮沸約10分鐘即可食用。
功效：安神定志、益氣養血。

龍眼肉又名「福圓肉」，所以此方又稱福圓粥。龍眼肉在清宮中

應用非常廣泛，既可食補，又可入藥。龍眼肉為無患子科植物常綠喬木龍眼的假種皮，其性溫，味甘，歸心、脾兩經，具有益氣補血、安神定志、養血等功效。可治療思慮過度、勞傷心脾、驚悸怔忡、失眠健忘等症，常與人參、當歸、酸棗仁同用。

現代研究證實，龍眼肉營養價值非常高，富含蛋白質、多種氨基酸和維生素及大量微量元素，其中富含的鐵、鉀等元素，能促進血紅蛋白的再生，可治療因貧血造成的心慌、失眠、健忘；還有研究證明龍眼肉可降血脂，增加冠狀動脈血流量，對與衰老過程有密切關係的黃素蛋白腦B型單胺氧化酶，有較強的抑制作用。

小知識

緩解心慌「呵」字訣

陶弘景認為「呵」字功可補心氣。功法要點為緩緩吸氣，發「呵」音，聲音要求低沉和振動。配合動作：雙腳緩緩打開，與肩同寬，雙手抬起放於腰間，掌心向上，提肘，向前插掌至兩手小指相靠，雙手向上提至下頜水準，雙臂置於胸前。然後兩手肘水準抬起，使雙手手指微微靠攏，緩緩向下插至肚臍前，同時發「呵」音。屈膝撥掌，畫弧，起身後手臂自然垂於身體兩次。每天可重複做5～6次。

第二節 解鬱安神調心慌

清宮醫案

咸豐　閏七月十八日，李德立請得懿嬪脈息虛軟，兩關弦滑。系心氣偶傷，肝鬱停飲之症，以致胸脅脹痛，神虛心慌，身軟氣怯。今用和肝化飲湯佐以益心之品，午服一貼調理。

制香附三錢、木香一錢、大腹皮三錢、厚朴二錢、川鬱金三錢、茯神三錢、當歸二錢、白芍（酒炒）二錢、焦三仙六錢、制甘草七分

引用荷梗一尺、朱砂麵二分，沖服

因為年代久遠，已無從考證具體是咸豐哪年，但是根據醫案記載的「懿嬪」，可以推測大概是慈禧20歲左右。作為一名妃嬪，要想在後宮中有立足之地，必然要用盡各種手段，慈禧亦是如此。據說慈禧早年在宮中為了引起皇上的注意，每天把自己打扮得花枝招展，在梳粧檯前一坐就是好幾個小時，還得費盡心思討好皇上身邊的太監，為了爭寵處心積慮，每日都戰戰兢兢，如履薄冰。長期處於這種生活狀態必會使人情志不暢，肝鬱氣滯，久之則出現心慌。

一、為什麼工於心計、勾心鬥角會導致心慌？

歷史故事

慈禧太后的「神奇枕頭」

　　據記載，德齡公主因其父母作為外交使節而長期居住在國外，見多識廣，才識過人，成為慈禧身邊最得寵的女官，她曾經寫了一本描述慈禧日常起居的書，名為《御香縹緲錄》。書中就講到：因發生過御花園行刺的事件，慈禧晚上睡覺非常警惕，並且專門命人將枕頭做了改裝，在枕頭上挖了個洞，大小正好能放下耳朵。這樣晚上睡覺的時候，耳朵放在洞裡，就起到了放大聲音的效果。這個故事也從側面說明了，慈禧太后日日擔驚受怕，處心積慮，心慌的症狀自然而然就有了。

　　情志失調是導致心慌的病因之一。肝氣鬱滯，氣滯血瘀，或氣鬱化火，致使心脈不暢，心神受擾，都可引發心慌。《黃帝內經》謂：「心者，五臟六腑之大主……故悲哀愁憂則心動，心動則五臟六腑皆搖」、「思則心有所存，神有所歸，正氣留而不行，故氣結矣；驚則心無所倚，神無所歸，虛無所定，故氣亂矣。」指出心是五臟六腑的主宰，悲傷、哀怨、愁苦、憂傷的情緒都會牽動心神、傷及心臟。而肝主疏泄，有調暢情志的作用，若肝氣鬱滯，則會影響情志的調暢。當年的慈禧太后在發展和鞏固自己勢力的過程中，不可能一帆風順，於是心中鬱結，影響了情志的舒暢，所以常會出現心慌的症狀。

　　門診曾有這樣一位年輕男性患者，他只有30歲左右，看起來弱不禁風，面色萎黃，精神不振。詢問後得知，他只是偶然發作了幾次室上性心動過速，並不十分嚴重，但他卻為此十分焦慮，日常工作和生活受到很大影響，甚為苦惱。考慮偶發的室上性心動過速本不會導致如此嚴重症狀，又從他眉頭緊鎖的樣子推測他可能是經歷了什麼事情，受情緒因素影響較大。經過仔細的追問後，發現半年前他曾發生過一次車禍，驚嚇過度，一直都走不出那次車禍的陰影。於是治療時從調節情志的角度入手，後來他的症狀明顯緩解，精神狀態也明顯改善。

　　從以上案例可以看出，不僅是古代，現代臨床中因為肝鬱氣滯引起的心慌也是非常常見的。現代人工作壓力大，精神容易緊張，如都市白領、員警、銀行高管等，都是此類心慌的好發人群。所以臨床治療時多使用的是疏肝解鬱的方劑，上述醫案中御醫也是遵循「萬病從肝論」的思想，從調肝入手，使用了香附、鬱金、元胡、木香、大腹皮、厚樸等調暢肝脾氣機之藥。這種類型的病人，除了心慌之外，還常有很多伴隨症狀。

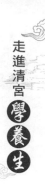

走進清宮
學養生

二、心慌常見的伴隨症狀

臨床中的心慌患者，常伴有失眠多夢、短氣乏力、胸脅脹滿、情志抑鬱、善太息、食欲不振等症狀，很多女性患者還會出現月經不調。其中讓許多患者困擾不已的便是失眠。我在臨床中遇到的心慌患者，也經常反映自己的睡眠品質很差。中醫認為心主神明，神安則寐，神不安則不寐。若氣血陰陽充足，則能夠滋養於心而心神得養，濡潤於肝而肝陰充足，陰陽調和。若氣血不足，心脾兩虛，則心神失養而出現失眠。若肝鬱氣滯，日久化熱化火，內擾心神，則神不安宅，亦會出現失眠。此外，喜怒哀樂等情志過極，亦可導致臟腑功能的失調而發生失眠。這些都與心慌的發生機理很相似，所以心慌才會經常與失眠伴隨出現。我們也發現，清宮御醫在調理病人的心慌時，也常配伍安神類中藥，二者共同發揮作用，功效顯著。

三、現代醫學對這類心慌的認識

現代醫學認為，這類型心慌多無明顯的器質性病變，很大程度上是由於神經調節失常引起的。一般來說，支配心臟的神經有兩類，一種是引起心跳加速的，稱為交感神經；另一種是引起心跳減慢的，稱為迷走神經。一般兩者的作用處於動態平衡中，能夠相互制約，人們

不會有異常感覺，但如果兩者不平衡了，患者就會出現心慌、胸悶等不適症狀。

目前對這種情況的治療，通常認為可以不用藥物，主要通過改善生活方式、調暢情志來平衡自主神經的功能，症狀就會緩解。比如調節情緒，釋放工作壓力，進行戶外活動等來轉移注意力，還應多與醫生交流；同樣，醫生也應該對此類患者進行適當的心理疏導。倘若經過這些調節，症狀仍然沒有改善，就應該使用藥物輔助治療了。

四、日常調理用方推薦

荷葉鬱金粥

組成：鬱金15克、山楂30克、荷葉20克、粳米100克、冰糖5克。

做法：

1. 粳米、山楂、荷葉洗淨後備用。

2. 整張荷葉撕成小塊，放入開水中煎煮；再放入鬱金，並讓它們徹底浸泡在水中，用大火煮10分鐘左右，把煮透的荷葉和鬱金都撈出來。

3. 準備好的山楂、粳米放進用荷葉、鬱金和冰糖熬出的湯汁裡大火煮20分鐘，再換小火煮10分鐘，這樣荷葉鬱金粥就做好了。

功效：理氣活血、化瘀、養胃生津。

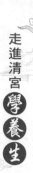

鬱金具有活血止痛、行氣解鬱、清心涼血、利膽退黃等功效。本品既能活血，又能行氣，為治療氣滯血瘀痛症之要藥，常與柴胡、白芍、木香、香附等配伍應用，治療肝鬱氣滯、血脈瘀阻之心慌、胸脅刺痛、乳房脹痛等。

現代醫學認為，細胞膜離子濃度的失常是導致心律失常一個非常重要的原因。有研究發現，鬱金提取物有抗心律失常的作用，可以影響體內及細胞膜的離子水準，對房性早搏及室性早搏有一定的抑制作用。鬱金還可以擴張血管，增加冠脈血流量，降低心肌耗氧，改善微循環。

荷葉具有升清降濁的作用，鬱金和山楂都有理氣和活血的作用，粳米和冰糖起到養胃生津的作用。荷葉中的荷葉鹼還可阻止脂肪吸收，防止脂肪堆積，從而有較好的減肥降脂功效。而山楂中的脂肪酸也有降低血清膽固醇及甘油三酯的作用，所以這則膳食養生粥不但適用心慌的患者，亦適用高血壓、高脂血症患者的日常飲食調理。

第八章

脾胃病

　　說到脾胃病，必定跟「吃」少不了關係。那麼說到清代宮廷裡的吃，你腦海中是否已經浮現出滿漢全席上琳琅滿目的上百種菜肴呢？正是這種「肥甘厚味」的飲食特點，造成了宮廷中常有脾胃不和的情況出現。

　　眾所周知，慈禧太后垂簾聽政，位高權重，一日三餐尤為豐盛，所以慈禧太后常常「吃撐了」，也就是中醫所說的飲食積滯。著名的大太監李蓮英，初進宮時無暇自顧，且迫於升遷，思慮過度而傷及脾胃，成為慈禧身邊的紅人後又大魚大肉毫無節制，所以清宮醫案中常有他脾胃虛弱食積不化的記載。本章將就宮廷及現代均為常見的脾胃病類型，在清宮醫案中尋找御醫寶貴遣方用藥的經驗，以期對我們的現代調治有所啟示。

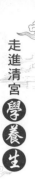

第一節 飲食積滯導致的脾胃不和

清宮醫案

　　光緒三十四年三月十四日，張仲元請得皇太后脈息左關沉弦，右關沉滑有力。肝胃氣道欠暢，蓄有積熱，是以眼目不爽，食後嘈雜。謹擬古方調胃承氣湯調理。

　　酒軍八分、元明粉六分、甘草五分

　　水煎數沸空心溫服。

　　從上述醫案中的症狀以及御醫的遣方用藥可以看出，慈禧太后得的是現在十分多見的一種病，即飲食積滯所導致的脾胃不和，通俗地講就是「吃多了」。早在《黃帝內經》中就有「飲食自倍，腸胃乃傷」的說法，中醫學認為「脾胃乃後天之本」，人出生之後，生命活動的繼續和精氣血津液的化生，均依賴於脾胃運化的水穀精微，所以保護脾胃的功能不受損害至關重要。而多食、嗜食、暴食等習慣都會使脾胃受損，影響脾胃正常功能的發揮。從慈禧的飲食習慣上來看，大部分保留了滿族的飲食傳統，喜食野味、甜食。慈禧太后經常吃的肥鴨、鹿肉、兔肉、野雞等都是難以消化和吸收的食物，故而容易出現食滯胃腸之症。

一、「吃多了」的脾胃不和有哪些表現？

飲食積滯所導致的脾胃不和，在臨床上常表現為胃脘部嘈雜脹滿、口乾口渴、噁心嘔吐、口氣臭穢、噯腐吞酸、腸鳴、大便乾結或酸臭、尿黃，舌質紅，苔黃厚或黃膩，脈滑數。

口臭是食滯胃腸的一個典型表現，腸道可以說是人體的「加油站」和「下水道」。「加油站」主要指的是小腸，它是食物消化吸收的重要場所，我們所需的營養大部分都從小腸獲取；而「下水道」指的則是大腸，人體消化吸收之後的食物殘渣，中醫稱之為「糟粕」，最終都通過大腸排出體外。大家都知道，下水道堵塞時會有很難聞的味道，人體腸道也一樣，大腸的生理結構決定了其內部表面有很多皺褶，如果大腸的傳導功能失常，則很容易造成糟粕的殘留或堵塞，這時就會像下水道堵塞一樣產生難聞的氣味，表現出來的便是口臭。

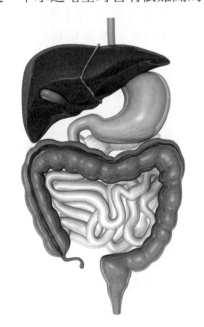

口乾口渴也是其中一個很常見的表現，主要提示是胃火旺盛或胃陰虧虛、虛火上炎等，常伴有多食易饑、胃中泛酸、口舌生瘡等症狀。雖然飲食積滯時常常見到如上症狀，但是口臭還應是更典型的一種症狀表現。

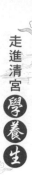
小知識

少吃嘗滋味，多吃傷脾胃

俗話說：「少吃嘗滋味，多吃傷脾胃」，可見民間對飲食過量的問題早就有明確的認識。除損脾傷胃外，飲食過量還會影響人體的腎功能，過多的進食會使消化食物過程中產生過多的非蛋白氮，這些物質都要通過腎臟排出，勢必加重腎臟的負擔，久而久之腎臟的功能必會受到影響；多食還會影響心血管系統，因為飽食後抬高的膈肌會壓迫心臟，故而誘發心臟疾患；過食特別是攝入過量的肥甘厚味，使得肝臟負擔過重，還會出現脂肪肝。吃飯八分飽就好，而且要細嚼慢嚥，每頓飯進食時間至少保證20分鐘，每口飯都要咀嚼10~30次。

二、清宮御醫用藥

醫案中御醫運用的是調味承氣湯，由大黃、芒硝、甘草三味藥組成，這是張仲景《傷寒論》中經典的三承氣湯（調味承氣湯、小承氣湯、大承氣湯）之一。調味承氣湯功能相對緩和，主治胃腸燥熱症，症見大便不通，口渴心煩或腹中脹滿等；小承氣湯由大黃、厚樸、枳實組成，功能輕下熱結，可治療大便秘結、脘腹脹滿等症；大承氣湯由大黃、芒硝、枳實及厚樸組成，功能峻下熱結，通下作用最強。這三則方劑中有一味共同的藥物，那就是大黃。大黃為蓼科植物掌葉大黃、唐古特大黃或藥用大黃的乾燥根及根莖，有「藥中張飛」之稱，亦常被叫做將軍。明代醫學家張景嶽稱大黃為「良將」，有「過關斬將」之能。

大黃性寒，味苦，歸脾、胃、大腸、肝、心包經，具有瀉下攻積、清熱瀉火、涼血解毒、逐瘀通經的功效。本品能蕩滌腸胃，為治療積滯便秘之要藥；大黃又可下瘀血、清瘀熱，為治療瘀血症的常用藥物。清宮中治療小兒積食，常用山楂、麥芽、萊菔子、大黃經沸水沖泡後代茶服用，以消食化積，兼養脾胃，且作用溫和，消食化積而不傷正氣；此外，如急性心肌梗死的病人多需要臥床治療，為了避免用力排便誘發或加重心肌缺血，需保持大便通暢，現代臨床中亦常需用酒大黃或大黃粉泡用以通便。

由於炮製方法不同，有生大黃、熟大黃、酒大黃、大黃炭之分，其功效亦不盡相同。生大黃功能攻積導滯，主治胃腸實熱積滯，大便

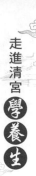

秘結者；酒大黃常用於治療上焦血分有熱所致的吐血、衄血以及火邪上炎所致的頭痛頭脹、目赤腫痛、咽喉腫痛、口舌生瘡等；熟大黃瀉下作用緩和，但是活血化瘀的作用增強，適用於老年人體虛而有瘀血者；大黃炭瀉下作用較弱，而收斂和吸附作用增加，有止血的功效，主治大腸有積滯的大便出血、崩漏等。

通過清宮醫案的研究發現，宮廷中食用肥甘厚味較多，宮廷御醫亦善用通下法，重視「祛邪有助於安正」的祛邪除病思想，使用大黃的頻率頗高。如治療慈禧太后因肝胃積熱所致的眼目不爽及食後嘈雜時，以調胃承氣湯（大黃、芒硝、甘草）加減。並且在日常調理時，針對不同的體質，也常選用熟大黃（6~10克）代茶飲，以清熱、通腑等，平時如果常有大便不通的情況，也可選用大黃粉（3克左右）沖服。由此我們可以看出，御醫在處方用藥時也是經過仔細斟酌、辨證論治以解決實際問題為主的，並非如人們說「翰林院的文章，太醫院的藥方」所諷刺的那樣。

三、溥儀常用大山楂丸療傷食

大家對山楂都非常熟悉，著名的傳統小吃冰糖葫蘆就是由山楂做成的。此外，以山楂為主製成的大山楂丸，對於經常容易食積的病人來講是很好的常備藥物。在研究宣統皇帝的醫案時，我們也發現溥儀經常患有傷食的毛病，他就是通過服用大山楂丸來調理的。溥儀先生

的夫人李淑賢女士曾如是說：「溥儀一生常患感冒和消化不良，我與他共同生活的年月裡，幾乎隔不數日即感冒或傷食一次。溥儀本人由於常年有病，平日頗留心醫藥，每日三餐後都須進服大山楂丸，日日如此，從不間斷……」。

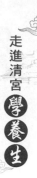

第二節 脾胃虛弱之脾胃不和

清宮醫案

光緒三十年四月初七日，莊守和、姚寶生看得總管脈息左關稍弦，右寸關緩滑。神力見好。惟脾元未實，腸胃稍有濕熱。今議用益氣理脾化濕之法調治。

黨參三錢、生、炒於朮各一錢五分、陳皮八分、茯苓三錢、子芩一錢、薏苡仁（炒）四錢、扁豆（炒）三錢、廣砂（研）七分、炙香附一錢、穀芽（炒）三錢、藿梗八分、炙草八分

引用佛手柑六分。

我們在研究清宮醫案時發現，除了慈禧太后，還有一個人也經常容易出現脾胃不和，他就是李蓮英。李蓮英開始時作為一名小太監，要長期服侍照顧別人，自己的身體得不到調養，脾胃之氣已受損；後來做到太監總管的位置，位高權重，開始大魚大肉，飲食不節，加重了脾胃的負擔。他在宮廷中為了保住自己的位子，排除異己、拉攏關係，必然思慮過度而耗傷脾氣。這些原因共同導致了脾胃虛弱的情況。另外，據清宮醫案記載，李蓮英還患有消渴病（糖尿病）、風濕

等疾患，這些都是慢性病，日久必然損及諸多臟器，其中也包括後天之本脾胃。

一、脾胃虛弱的臨床表現與原因

脾胃虛弱的患者在臨床上常表現為：脘腹脹滿，食後為甚，口中淡而無味，甚至不思飲食，精神不振，少氣懶言，肢體倦怠，面色萎黃或白，或肢體浮腫，大便溏薄，舌淡苔白，脈緩弱無力。不只是宮廷中常見到這樣脾胃虛弱的情況，在現代人中更是時有發生，其中的原因主要有：

飲食不節：中醫裡的飲食不節主要包括飲食不節制、飲食不乾淨以及飲食有偏嗜三個方面，如今生活水準的改善伴隨著飲食結構的改變，人們開始食用越來越多的肥甘厚味，且很多人暴飲暴食，飲食沒有規律，均使脾胃負擔較之前明顯加重，最終導致脾胃功能失調，發生脾虛。

寒溫不適：如今冰箱的使用給人們帶來了方便，但同時也給脾胃帶來了負擔，人們常從冰箱裡拿出飲料、水果就直接食用，尤其是夏天，各種冷飲直接被送進人的身體，使脾胃受到強烈的刺激，脾胃受寒日久變虛。

情志不調：現代生活節奏加快，使得很多人生活、工作壓力較大，情緒緊張、壓抑，長久以來影響了肝臟的疏泄功能，肝失疏泄則

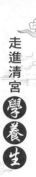

不能很好的促進脾胃運化，於是便出現了所謂的「肝脾不和、肝鬱脾虛」。正如古人所言「見肝之病，知肝傳脾」，故在遣方用藥時「當先實脾」。

勞累過度：中醫金元四大家之一李東垣說：「形體勞役則脾病，脾病則怠惰嗜臥，四肢不收，大便泄瀉；脾既病，則其胃不能獨行津液，故亦從而病焉。」故勞力過度，初則全身酸痛、肢體困倦，久則出現形體消瘦、神疲乏力、氣短、胃納減少等多種虛勞病症。

二、清宮御醫用藥

御醫給李蓮英應用的是健脾經典方劑參苓白朮散的加減，它由黨參、茯苓、白朮、甘草、白扁豆、薏苡仁、山藥、蓮子、砂仁、桔梗組成，具有益氣健脾、滲濕止瀉的功效，多用於脾虛濕盛而導致的飲食不化、胸脘痞悶、腸鳴泄瀉、四肢乏力、形體消瘦、面色萎黃等症。其中的茯苓是一味重要的中藥，中醫處方時應用非常普遍。古人稱茯苓為「四時神藥」，因為它功效非常廣泛，不分四季，將它與各種藥物配伍，不管寒溫風濕諸疾，都能發揮獨特功效。

茯苓藥性平和，味甘、淡，歸心、脾、腎經，主要功效為利水滲濕、補中健脾、寧心安神。常用治水腫脹滿、小便不利以及脾虛濕盛之食少便溏、泄瀉。還可治療心脾兩虛、氣血不足之心悸怔忡、失眠健忘等。現代藥理研究證明，茯苓中的茯苓多糖有增強免疫功能的作

用；此外還有明顯的抗腫瘤及保肝作用。有研究者還發現，茯苓外用有一定的美白作用，所以現在很多女性也常把茯苓打成粉末製作成面膜敷面。

清宮之中除了在方劑配伍中使用茯苓，還常用於食療保健。比如清宮中著名的「八珍糕」：

> 光緒六年九月十三日，李德立擬：八珍糕
>
> 茯苓、蓮子（去心）、芡實、扁豆、薏苡仁、藕粉各二兩，黨參、山藥五兩
>
> 共研極細麵，加白糖，分兩酌量，兌之為糕。

八珍糕又稱八仙糕，它具有補脾益腎的功效，「不寒不熱，平和溫補之藥，扶養脾胃為主，屢有奇效。」據《乾隆用藥底簿》記載，乾隆皇帝自40歲左右開始服用八珍糕，直到80餘歲，尤常服之。此外，慈禧太后也是八珍糕的長期服用者。

第九章

痛經

　　皇宮中的妃嬪們，要想有自己的立足之地，最重要的就是要有孩子。在「母以子貴」的大環境下，有了孩子才能有依靠，才有可能站穩腳跟。在大家熟悉的熱播劇《甄嬛傳》中，這一觀點也被展現得淋漓盡致，各小主為了懷孕生子勾心鬥角，甚至不惜殘害他人性命。

　　慈禧太后亦是生活在這樣的環境中，她給咸豐皇帝生的這個唯一的孩子，即後來的同治帝，也是她苦心經營的結果。慈禧年輕時就有痛經的毛病，痛經是婦科十分常見的一種病症，困擾著很多的女性朋友，它常會與不孕症同時出現，現代調治不孕症亦常從調經入手。中醫認為，導致痛經的原因主要有「不通」和「不榮」兩個方面。肝鬱氣滯則不通，氣血不足則不榮，所以本章我們就以這兩個最常見的痛經症型為例，講述御醫的調治經驗。

第一節 痛經之肝鬱氣滯型

清宮醫案

　　咸豐　年四月三十日懿嬪調經丸

　　香附（童便炙）一兩、蒼朮一兩、赤苓一兩、川芎三錢、烏藥一兩、黃柏（酒炒）三錢、澤蘭一兩、丹皮八錢、當歸八錢

　　共為細末，水疊為丸，綠豆大，每服二錢，白開水空心送服。

　　這是《慈禧光緒醫方選議》中收錄的御醫用於治療懿嬪（即後來的慈禧太后）痛經的一張方子。根據其組成可以看出，方中以疏肝理氣藥為主，兼有養血活血及清熱利濕藥。可見御醫認為懿嬪的痛經，主要是情志不舒、氣滯血瘀引起的，同時伴有一定的血虛、血熱情況。不只是慈禧，現代臨床中很多女性的痛經也往往歸結於肝氣不舒、氣滯血瘀。

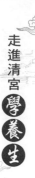
歷史故事

根據史料記載，懿嬪（慈禧太后）入宮之初就已經開始有痛經的問題了，但是眾所周知，後宮是個處處都需要謹慎小心的地方，為了自己的前途，她不可能公開自己的身體狀況，況且當時只是貴人的慈禧，也沒有資格請御醫看病。然而慈禧非常聰明，有一次在咸豐帝非常高興的時候，她就對咸豐帝說自己一直有「腹胃不和」的毛病，希望皇帝能召御醫為自己診治，這樣她就可以調理自己的身體了。

——節選自《百家講壇》·隋麗娟·正說慈禧

一、什麼是痛經？

痛經是指行經前後或月經期出現下腹部疼痛、墜脹，伴有腰酸或其他不適，症狀較重時可影響生活品質。中醫認為，其病位在子宮、沖任，與氣血的變化關係密切。沖任是沖脈和任脈的簡稱，是人體經脈中與女性生理病理關係最密切的兩條經脈。沖脈能調節十二經脈的氣血，為「十二經脈之海」、「血海」，任脈與沖脈並行，為「陰脈之海」，兩條經脈共同關係著女性的經、帶、胎、產、乳等重要生理時期。

痛經之所以伴隨月經週期而發，與經期前後特殊的生理環境變

化有關。未行經期間，由於沖任氣血平和，致病因素尚不足以引起沖任、子宮氣血瘀滯或不足，故平時不發生疼痛。經期前後，血海由滿盈到泄溢，子宮、沖任氣血變化較平時加劇，易受致病因素的干擾，導致子宮、沖任氣血運行不暢或失於煦濡，故見不通或不榮而痛。其症狀在清宮痛經醫案中主要以「少腹痛」為主，也就是小腹部疼痛，同時還多伴有腹部脹滿、肢體沉倦、眩暈、失眠等。

二、肝氣鬱滯引起慈禧痛經

通常認為痛經的主要病機有兩個，一為「不榮則痛」，一為「不通則痛」。前者主要是素體氣血不足，或大病久病之後，或多產房勞、肝腎虧虛，以致精虧血少，經行之後，血海空虛，胞宮失於濡養，不榮而痛。而肝鬱氣滯、寒濕凝滯或濕熱阻滯等都會導致血行不暢，沖任經脈受阻，胞宮中經血壅滯，塞而不通，不通則痛。

在前面幾個章節中我曾多次提到，後宮中的嬪妃們，或為了爭得高位，或為了穩固地位，明爭暗鬥，用盡心機，時時刻刻都得注意自己的言行舉止，一不小心就可能被打入冷宮或淪為階下囚。而那時年輕的慈禧，為了要贏得咸豐皇帝的寵愛，千方百計想著如何討他歡心，如何壯大自己在宮中的勢力，明爭暗鬥，憂思傷神，因而漸漸導致肝氣鬱滯，氣滯則血行亦不暢，故而胞中經血阻滯，不通則痛。

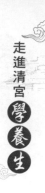

三、肝鬱氣滯型痛經的主要表現

　　痛經常給女性帶來許多煩惱，嚴重的會直接影響正常的工作和生活，而且與不孕有著十分密切的關係。尤其是現代女性不只在家庭生活中發揮作用，更多的是選擇走向職場，走向社會，她們要承受著家庭與工作的雙重壓力，往往容易情緒緊張、憂慮、抑鬱，形成肝氣鬱滯的病理變化，這是導致痛經非常重要的原因。

　　清宮中除了慈禧以外，還有一個人也常患有肝鬱氣滯的痛經，她就是光緒朝的瑾妃。在《清宮醫案精選》中，婦科醫案的痛經一節中共記錄了15個醫案，其中瑾妃就占了6個，且大都由肝鬱導致，足見這一類痛經之多見。

　　肝氣鬱滯引起的痛經通常表現為經前作痛，痛引小腹兩側，多伴有乳房脹痛或胸脅部發脹；肝鬱較甚者因氣滯而致血瘀，可見經期延後，經量少而色紫黑，夾有血塊，舌質紫黯，舌有瘀點瘀斑等，且這類痛經的嚴重程度常在精神緊張、精神鬱悶時加重，平時也比較容易煩躁、心悸、失眠等。清宮醫案中描述的症狀也多為「少腹作痛」、「少腹脹滿」、「經前腹痛」、「兩脅脹墜」、「肚腹牽痛」等。

四、清宮御醫用藥

「懿嬪調經丸」中使用了香附，可以說它是整個方中一味疏肝理氣的要藥。香附為莎草科植物莎草的乾燥根莖，藥性平和，味辛、微苦、微甘，歸肝、脾、三焦經，功能疏肝解鬱、調經止痛、理氣寬中。香附芳香辛行善散肝氣之鬱結，味苦疏泄可平肝氣之橫逆，治療肝鬱氣結之脅肋脹痛、乳房脹痛、月經不調、痛經時，常與柴胡、川芎、枳殼等同用；本品除善疏肝解鬱之外，還入脾經，臨床也常用於脾胃氣滯症，治療脘腹痞滿脹痛、噯氣吞酸、納呆等，常配伍砂仁使用。《本草綱目》中是這樣描述它的：「香附之氣平而不寒，香而能竄，其味多辛能散，微苦能降，微甘能和」，被李時珍譽為「氣病之總司，女科之主帥」，足見其在治療女性肝氣鬱滯類疾病中的重要地位。

現代藥理研究發現，香附可以使子宮的收縮力減弱、肌張力降低，香附揮發油還具有雌激素樣作用，這些都是可以治療月經不調的重要依據；香附醇提取物還可作用於中樞神經系統，提高人體對疼痛的耐受能力，發揮鎮痛作用。

在清宮瑾嬪醫案中，我們還發現了一首代茶飲的方子，值得給各位朋友推薦。

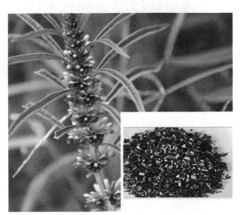

香附

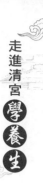

和肝代茶飲

組成：香附二錢、麥冬三錢、白芍三錢、當歸身三錢。

做法：水煎代茶。

功用：和肝理氣、養血益陰。

本方出自清代咸豐朝時璿嬪的一則醫案，方中的香附疏肝理氣，同時配以當歸、白芍、麥冬養血滋陰、斂陰柔肝，可以治療肝鬱氣滯、血虛之痛經、月經不調。

五、日常調理用方推薦

1. 香附益母草元胡代茶飲

痛經患者的日常調理，建議使用香附益母草元胡代茶飲，根據個人水杯大小，取適量三種藥品用開水沖泡後飲用，或先將其煮沸3~5分鐘，去渣留汁飲用，可以疏肝解鬱，調經止痛。

方中的益母草是調經的常用藥。它為唇形科植物益母草的新鮮或乾燥地上部分，性微寒，味辛、苦，歸心、肝、膀胱經，功能活血調經、利水消腫、清熱解毒，可生用或熬膏用，是婦科經產的良藥，故名「益母」。益母草入血分，善活血祛瘀通經，治療婦女血滯經閉、痛經、月經不調等，可單用或配伍當歸、丹參、赤芍、川芎等藥同

用。中國歷史上第一位女皇武則天有一個養顏秘方，名為「益母草澤面方」，又稱「神仙玉女粉」，就是由益母草製成的。

現代藥理證實，益母草有興奮子宮的作用，能增強子宮的收縮力，故廣泛用於治療婦女閉經、痛經、月經不調、惡露不盡、產後子宮收縮不全等多種婦科病。此外，還有人發現，益母草有強心、增加冠脈血流量、營養心肌、減慢心率、抗心律失常等作用。

元胡是活血化瘀、行氣止痛之妙品，尤其是止痛之功效更加顯著，可治療氣血瘀滯引起的多種疼痛，李時珍謂其「行血中之氣滯，氣中血滯，故專治一身上下諸痛」。在治療氣滯血瘀之痛經、月經不調、產後瘀滯腹痛時常配當歸、紅花、香附等藥使用。

2. 熥熨方──香附木瓜熨藥

組成：香附麵四兩、木瓜三兩、食鹽二兩、燒酒四兩。

製法：拌諸藥，炒熱，裝布袋內，熨痛處。

功效：疏通氣血、舒筋止痛。

這裡所說的木瓜跟我們平時所食用的木瓜並不相同，中藥木瓜所指的是薔薇科植物貼梗海棠的乾燥近成熟果實，其性溫，味酸，歸肝、脾經，具有平肝舒筋、和胃化濕的功效；而我們平時食用的木瓜，它原產於熱帶、亞熱帶地區，稱為「番木瓜」。

藥用木瓜味酸入肝經，能舒筋活絡，筋脈拘攣疼痛常用此藥。與香附合用，既可行氣活血，又可緩急止痛，可以減輕肝鬱氣滯導致的痛經。

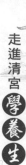
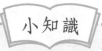
小知識

巧度經期

　　應講究經期衛生，並注意合理飲食，經前期及經期少吃生冷和辛辣等刺激性強的食物，否則容易造成痛經和月經不調。平時可多食用有理氣活血作用的蔬菜和水果，如香菜、胡蘿蔔、橘子、生薑等。此外，研究發現鳳梨裡含有一種可使人體肌肉放鬆的鳳梨蛋白酶，可緩解月經疼痛。每晚睡前喝一杯加蜂蜜的熱牛奶，可緩解痛經之苦。加強自己的心理調節能力，消除對月經的緊張、恐懼心理，解除思想顧慮，心情要愉快。

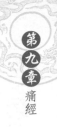

第二節　痛經之氣血不足型

清宮醫案

　　十一月十五日，蘇鈺請得全貴妃脈息虛細無力。原系濕傷榮分，帶下之症。氣血兩虛，又兼時屆冬至節令，以致身軟氣怯，複因氣道不暢，以致少腹作痛。今擬用人參歸脾湯，晚服一帖調理。

　　人參（去蘆）四分、黃芪三錢、于白朮（土炒）一錢五分、茯神塊（研）三錢、棗仁（鹽水炒）一錢五分、遠志一錢、廣皮一錢、歸身（土炒）三錢、焦白芍二錢、制甘草七分

　　引用福圓肉三枚

　　全貴妃即後來的孝全成皇后，她是道光皇帝即位後所立的第二位皇后，也就是咸豐皇帝的生母。從醫案中可以看出，當時的全貴妃症狀表現為周身軟弱無力、氣短、小腹部疼痛，脈象表現也是虛細無力，御醫在處方中同樣應用了人參、黃芪、當歸、白芍等一派補氣補血之品，這些都證明了當時全貴妃氣血不足的表現還是比較明顯的。

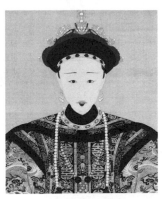

孝全成皇后

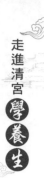

一、氣血不足引起全貴妃痛經

如前所述，導致痛經的原因主要有兩種，一為「不榮則痛」，一為「不通則痛」。若機體氣血不足，在未行經期間，沖任氣血平和，血海氣血穩定，一般不會導致疼痛。而在行經前後，沖任氣血變化較平時加劇，血海由滿盈到泄溢，倘若機體氣血不足則血海空虛，子宮、沖任失於榮養，故不榮而痛。

我們在研究清宮醫案時發現，全貴妃有「胎漏」、「半產」、「惡漏不盡」的病史，這些都是中醫婦科常見病症。胎漏是指妊娠後出現陰道少量流血，或按月來血點滴，如水之漏；半產是指妊娠三月以上，由於氣血虛弱，腎氣不固或血熱、外傷等原因，不能攝血養胎，以致未足月而產；惡露不盡則指產後胞宮內遺留的餘血和濁液沒有及時排出乾淨。這些情況都十分容易導致耗血，血不足則胞宮無以榮養，故而容易引起痛經。

二、氣血不足型痛經的特點

有人可能會說，現在人們生活水準提高了，大家都很注重補養自己的身體，怎麼還會有氣血不足的情況發生呢？其實現代社會中氣血不足的情況亦不少見，很多女性為了愛美，為了保持好身材而減肥，

於是減肥成為一種潮流，骨感美成為一種時尚，卻不知過度的減肥會導致內分泌失調，過度節食甚至會導致厭食症，最後引起嚴重的營養不良。這些人往往有月經不調、痛經的情況，甚至會出現閉經。此外，大病、久病或產後、術後，都容易損傷氣血導致氣血不足，而出現痛經及月經不調。

氣血不足型的痛經主要表現為小腹綿綿作痛，月經顏色淡，質清稀，面色不華，口唇淡色，形體多比較消瘦，精神倦怠，常伴有頭暈目眩，心悸不眠，腰酸乏力，大便溏稀等症狀，舌脈上多表現為舌淡苔白，脈虛細。清宮醫案中對此類痛經也多描述為「榮分不調」、「腰腹墜痛」、「穀食不香」、「夜間少寐」等。

愛美的代價

我門診曾有這樣一位女性患者，因為時常自覺心慌來就診，當時的她約25歲，本是花樣的年齡，卻見她臉色蒼白、皮膚晦暗沒有光澤，說起話來也是有氣無力。仔細詢問病史才知道，以前她身材偏胖，為了「骨感美」，瘋狂地減肥，雖然體重不斷下降，卻出現了內分泌失調的表現，一度連續5個月沒來月經。就診時她的月經雖然來了，卻常伴隨著痛經，而且月經週期很不規律，月經量也很少、經血顏色很淡。她原來沒有覺察到問題的嚴重性，如今結了婚想要生育，才開始為自己的身體發愁。

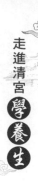

三、日常調理用方推薦

我們向氣血不足痛經的朋友推薦一道食療方：

當歸生薑羊肉湯

原料： 當歸20克、生薑30克、羊肉500克。

做法： 先將當歸、生薑用清水洗淨後切成片，羊肉（去骨）剔去筋膜，切成條備用；鍋中放入適量清水，然後將羊肉下入鍋內，再下當歸、生薑，先用武火燒沸後，打去浮沫，改用文火燉約1.5小時至羊肉熟爛即可。

功效： 補血活血、益氣補虛、暖胃潤腸、溫中暖下。

當歸是婦科調經非常重要的藥物。清宮中對當歸的使用十分之多，尤其是在治療婦科病時應用尤為廣泛。據統計，在《清宮醫案精選》一書中婦科病的醫案一共收錄了31個，其中有27個醫案使用了當歸，足見御醫在調理婦科病時對當歸的重視。

當歸為傘形科植物當歸的根，性溫，味甘、辛，歸肝、心、脾經，具有補血調經、活血止痛、潤腸通便的作用。可治療血虛諸症，如心悸、失眠健忘、神疲乏力、面白肢冷等；同時可治療血虛血瘀寒凝引起的經行腹痛、經閉、月經不調，在婦科調經中發揮著重要的作用；當歸還可治療血虛腸燥便秘，常與肉蓯蓉、牛膝等同用。

實驗研究發現，當歸可以促進血液中血紅蛋白及紅血球生成，從

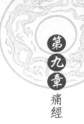

而有抗貧血的作用。也有實驗證明，當歸中的阿魏酸等成分可抗血小板聚集，抑制血栓形成，當歸煎劑還可顯著增加冠脈血流量，降低心肌耗氧量，對冠心病有一定的治療作用。

小知識

清宮常用的婦科良藥——艾葉

在臨床中除了上述肝鬱氣滯和氣血不足導致的痛經外，還有一種也很常見，那就是寒凝血瘀導致的痛經。酷暑炎夏，大街上穿裙子、穿絲襪的女生很常見，但是寒冬臘月，依然還有很多女生穿著薄絲襪、露臍裝，然而事實證明這種新的著裝方式已經讓不少女生付出了代價。

中醫講「女子以血為養」，只有血行順暢、充盈，身體各臟腑器官以及面目容顏才會有營養來源。而血有「得熱則行，遇寒則凝」的特性，如果忽略了受寒這個因素，就相當於人為地阻礙了氣血的運行，這時無論你再怎麼補血滋陰，這些補品只會積滯在體內，而無用武之地。因此對女人來說，保溫就是最重要的保養。經血從子宮中來，子宮保護得好不好，直接影響月經的正常與否。冬天寒邪最容易侵襲入表，如果不注意保暖，寒氣走竄入裡，到達胞宮，就會導致「宮寒」，引起月經推遲、痛經等疾病。若本身是虛寒體質，則更經不起寒邪的侵襲，痛經的發作往往更加劇烈，甚至還可能會出現不孕等嚴重

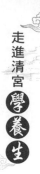

後果。

對於寒凝血瘀導致痛經的治療，我們常使用這樣一味藥，名為「艾葉」，這味藥在清宮中的使用也非常普遍，它不但可以入藥煎服，還可以外用於灸法中，我們平常所熟知的艾灸所用的艾條，裡面的成分就是艾葉。

艾葉為菊科植物艾的葉子。艾葉性溫，味辛、苦，歸肝、脾、腎經，功能溫經止血、散寒調經、安胎，為溫經止血的要藥。本品適用於各種虛寒性出血病症，常用於女性月經不調、痛經、宮寒不孕、胎動不安、心腹冷痛及帶下清稀等症。在《本草從新》中曾記載：艾葉能「理氣血，逐寒濕，暖子宮……以之灸火，能透諸經而除百病」。艾葉的外用主要還是艾灸，治療宮寒痛經常用的穴位有關元、氣海、神闕、足三里等，效果佳，但需在醫師指導下應用。

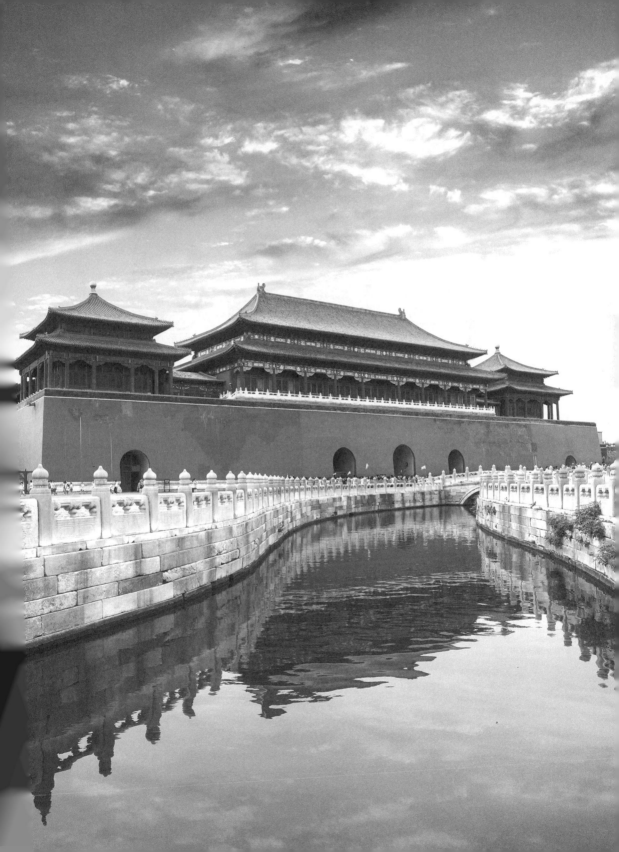

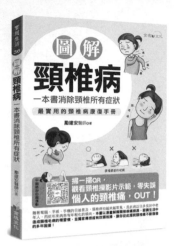

| 勵建安 著 | 定價260元 |

圖解頸椎病
一本書消除頸椎所有症狀

隨著電腦、平板、手機的日益普及，頸椎病也越來越常見，且此病以往多見於中老年人，而近年來病患有年輕化的傾向。本書以漫畫解構頸椎病痛根源，認識生活中造成頸椎毛病的壞習慣，並獨家傳授超有效頸椎操，讓你從此擺脫頸椎痛不斷復發的多年困擾！

本書針對那些因為長期伏案工作、長時間面對電腦、長時間低頭玩手機等原因而患上頸痛的人，如果你的病因也是如此，那麼你可以在這本書中找到清晰而有用的資訊。

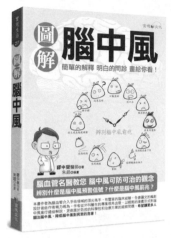

| 繆中榮 著 | 定價299元 |

圖解腦中風

腦血管名醫教您
腦中風可防可治的觀念
辨別什麼是腦中風預警
信號？什麼是腦中風前兆？

本書作者為腦血管介入手術領域的頂尖高手，有豐富的臨床經驗，全書圖文的編創設計皆由作者親力親為。作者從外科醫生的專業視角出發，以輕鬆的漫畫形式對腦中風進行通俗解說，更側重於防控的科學性和治療方案的細節問題，希望讓更多人關注腦中風，降低腦中風對民眾的危害！

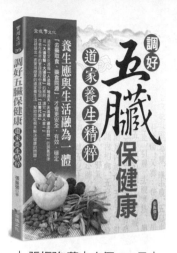

| 張振強 著 | 定價260元 |

調好五臟保健康
道家養生精粹

道家養生文化遵循「人法地、地法天、天法道、道法自然」的調養規律及「大道至簡、大道至易」的原則，講究「天人合一」，作者在長年的實踐過程中逐步悟到「以養代治」，並研擬出一套實用簡單的道家養生法，幫助您從根本解決健康的問題。

道醫「藥食同源」重在補充人體能量，恢復人體自癒力，並對人體進行雙向調理，使人體達到氣血平和、陰陽平衡、健康、快樂地活到天年。

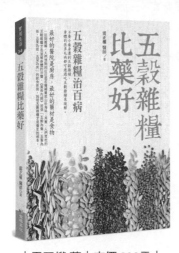

| 雷正權 著 | 定價 300 元 |

五穀雜糧比藥好

五穀雜糧治百病
最好的醫院是廚房，最好的藥材是食物

不要小看身邊的五穀雜糧，身體的很多毛病都可通過吃五穀雜糧來緩解。

一說到進補，人們想到的往往是各種補藥或山珍海味；其實，人們常吃的五穀雜糧才是滋補身體的法寶。《黃帝內經》提倡「五穀為養，五畜為益，五果為助，五菜為充」的飲食原則，說明五穀雜糧才是養生的根本。

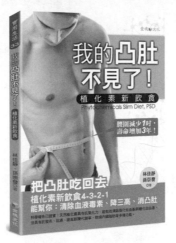

| 林佳靜、孫崇發 著 |
| 定價 270 元 |

我的凸肚不見了！
植化素新飲食

腰圍減少1吋，壽命增加3年！

內臟脂肪過多的粗腰凸肚，是三高的慢性殺手。據統計，台灣地區有80% 以上的中年男性內臟脂肪超高標，是中年女性的5.8倍；在10年後罹患糖尿病、中風、心肌梗塞、失智症等，高風險值增加到3倍以上。科學報告已證實：天然植化素具有抗氧化力，能有效清除脂化自由基與糖化自由基，並具有抗發炎、抗癌、提高新陳代謝率、燃燒內臟脂肪等多種功能。

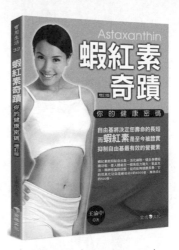

| 王渝中 著 | 定價 260 元 |

蝦紅素奇蹟
你的健康密碼

自由基將決定您壽命的長短，而蝦紅素是至今被證實抑制自由基最有效的營養素

蝦紅素能抑制自由基，活化細胞，健全身體組織功能，使人體處在一個免疫力強大、氣血充沛、精神旺盛的狀態，從而能夠健康長壽；它的抗氧化功效是維他命C的6000倍、維他命E的500倍。

國家圖書館出版品預行編目資料

走進清宮學養生 / 張京春著. -- 初版. --
新北市：金塊文化, 2017.10
206 面；17 x 23公分. -- (實用生活；37)
ISBN 978-986-94999-6-5(平裝)
1.中醫 2.養生
413.21　106016461

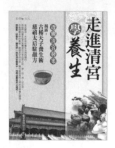

實用生活37

走進清宮學養生

金塊 文化

作　　　者：張京春
發　行　人：王志強
總　編　輯：余素珠
美 術 編 輯：JOHN平面設計工作室

出　版　社：金塊文化事業有限公司
地　　　址：新北市新莊區立信三街35巷2號12樓
電　　　話：02-2276-8940
傳　　　真：02-2276-3425
E - m a i l：nuggetsculture@yahoo.com.tw

匯 款 銀 行：上海商業銀行 新莊分行（總行代號011）
匯 款 帳 號：25102000028053
戶　　　名：金塊文化事業有限公司

總 經 銷：商流文化事業有限公司
電　　　話：02-55799575
印　　　刷：大亞彩色印刷
初 版 一 刷：2017年10月
定　　　價：新台幣270元

金塊■文化

金塊 文化